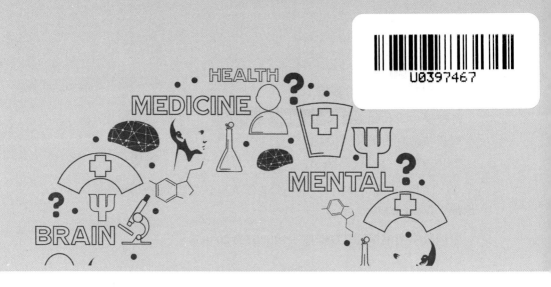

社区老年人
认知障碍
诊断与干预

主编 李霞

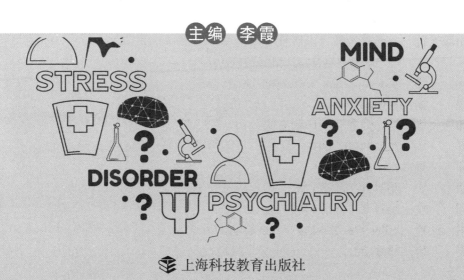

上海科技教育出版社

图书在版编目(CIP)数据

社区老年人认知障碍诊断与干预/李霞主编. —上海：
上海科技教育出版社,2021.1

ISBN 978-7-5428-7386-6

Ⅰ.①社… Ⅱ.①李… Ⅲ.①老年人—认知障碍—
诊疗 Ⅳ.①R749.1

中国版本图书馆CIP数据核字(2020)第203858号

责任编辑 陈雅璐
封面设计 李梦雪

社区老年人认知障碍诊断与干预
主编 李 霞

出版发行 上海科技教育出版社有限公司
  (上海市柳州路218号 邮政编码200235)
网 址 www.sste.com www.ewen.co
经 销 各地新华书店
印 刷 上海商务联西印刷有限公司
开 本 720×1000 1/16
印 张 8.5
版 次 2021年1月第1版
印 次 2021年1月第1次印刷
书 号 ISBN 978-7-5428-7386-6/R·475
定 价 38.00元

编委会名单

主　编　李　霞
副主编　李春波　陈　炜　蔡　军
主　审　谢　斌　上海交通大学医学院附属精神卫生中心
　　　　肖世富　上海交通大学医学院附属精神卫生中心
　　　　孙　飞　美国密歇根州立大学
编　委　白　丽　上海交通大学医学院附属精神卫生中心
　　　　蔡　军　上海交通大学医学院附属精神卫生中心
　　　　陈　炜　浙江大学医学院附属邵逸夫医院
　　　　房　圆　上海交通大学医学院附属精神卫生中心
　　　　费　超　上海尽美长者服务中心
　　　　高弈宁　上海交通大学医学院附属精神卫生中心
　　　　顾　超　上海中医药大学附属龙华医院
　　　　姜雯雯　上海交通大学医学院附属精神卫生中心
　　　　鞠　康　上海市长宁区精神卫生中心
　　　　李晨虎　上海市徐汇区精神卫生中心
　　　　李春波　上海交通大学医学院附属精神卫生中心
　　　　李　霞　上海交通大学医学院附属精神卫生中心
　　　　梁　肖　上海市徐汇区精神卫生中心
　　　　钱时兴　上海交通大学医学院附属精神卫生中心
　　　　丘家源　上海交通大学医学院附属精神卫生中心
　　　　谭新华　江西脑调控技术发展有限公司
　　　　王　晶　上海市宝山区精神卫生中心
　　　　赵　璐　上海交通大学医学院附属精神卫生中心

序

众所周知，人口老龄化推动全球进入痴呆高发期，目前全球痴呆患者约5000万人，10年后将达到7500万人，20年后将翻一倍。

痴呆，近年来被称为神经认知障碍，也叫认知障碍。它不仅给患者及其家庭带来阴影，也带来沉重的社会经济负担，目前它的年疾病负担占全球GDP约1.1%，2030年将达到2万亿美元，已成为全球各国重大的公共卫生问题。

很多人认为"痴呆不可治"或者"没有好办法"，再加上"痴呆"这一名词本身给人带来病耻感，因此这一疾病让千千万万的患者与家庭陷入到无助无望之中。在中国，不到20%的人接受了正规的治疗与照护。只有在患者出现严重的行为问题时，家人才去找医师，整个家庭往往因此陷入焦虑甚至绝望。

是否完全没有解决的办法呢？并不是！在这个疾病的早期或者风险期开展干预，具有可延缓的机会。针对无症状期危险因素的初级预防以及轻度时早发现、早治疗的次级预防策略，已成为国际共识。退一步说，就算患病，在专业有效的医疗、照护与康复下，患者也可以过上有质量、有尊严的生活。

认知障碍的应对需要老人自己的努力，也需要家庭与医疗卫生专业以及全社会各界人士的共同关心和帮助。从对疾病的认知、预防、早诊早治到患病后支持，都有许多需要做的工作。老年人大多数居家或生活在社区，怎么给老年人提供便捷可及的早期诊治与规范干预需要越来越多专业人员联手，越来越多社会力量汇聚！

这是我们发起中国老年保健协会认知障碍MDT联盟（下称"MDT联盟"）的初心，本书也是MDT联盟推出的全国首本老年认知障碍社区筛查诊断与干预的专业工具书。该书的主编李霞医生同时也是认知障碍联盟副理事长，她从实践中探索出符合我国国情、可复制、易推广的老年认知障碍社区防控的新模式,对认知障碍的早发现、早干预、早治疗提供了专业指导,为社区防治老年人认知障碍提供了实际操作方法,对建立老年认知障碍全社会支持系统以及多学科、多方融合的防诊治康护服务体系都会起到积极的推动和促进作用。

希望读者通过阅读这本工具书,能学会科学面对老年认知障碍,并发动更多的人积极参与,群策群力,寻求更多办法积极应对老年认知障碍的挑战。

愿天下的老人都能老有所医,老有所养,老有所乐,老有所为,更加健康幸福!

中国老年保健协会会长
认知障碍MDT联盟理事长
刘远立
2020年11月30日

前　言

五年前,我们在肖世富主任与加拿大籍教授费立鹏(Michael R. Phillips)指导下,到社区开展老年人认知障碍筛查与干预工作,结果遇上了很大的困难。主要的困难有两个:

第一,拒访率高。社区的老人不太接受我们的筛查工作。当时完成这个筛查工作,每位老人要耗时接近2小时,老人们觉得没意思,不耐烦。

第二,工作进展慢,人手不足。每天6~12名老年人的筛查工作,要安排评估员2位、医师1位、协调员1位,还不包括干预工作的日常开展。作为专科诊疗团队,很难从繁忙的临床教学工作中抽出人手,专门做这个工作。

这个项目的困难促进了我的思考,问题出在哪儿呢? 专科医师到社区,我们可能犯了一个错误,那就是"专科全科化"。

专科全科化是指我们把专科的评估与诊断方法直接搬到社区,希望全科医疗团队执行专科标准。研究数据表明,中国60岁以上老年人中,痴呆发生率为5%~6%,即使加上轻度认知功能损害人群,也不会超过20%。换句话说,80%的老年人是认知正常的,近期没有发生痴呆的风险。对社区每位老人都采用专科评测与诊断的方式,既费时费力,老人也不能接受。

更重要的是,这种专科工作的方式,社区医师等专业人员很难参与。没有社区工作人员的加入,最终很难真正让社区老人获益。

因此,在国家科技部重点专项基金(2017YFC1310500)的支持下,我们开辟了新的工作方式——开展分层分级筛查,倡导每个老年人都应获得"记忆体检"。在社区的工作不再"专科化",而是采用社区医师团队就可开展的简单评测,风险干预也可在社区进行,必要时再开展专科检查与治疗。

近三年来，我们开展了一系列的探索，收集了数万的筛查数据。后又经过国家心理关爱项目在上海的试点工作，一步步改善做法，终于形成一套行之有效的方法。

可喜的是，在这个过程中，不仅社区老年人的接受度好了很多，而且不少社区医师等专业人员也从观望到积极加入，再到主动表达希望能参与学习。社区从业人员与居民对待认知障碍的态度都有了很大的转变。社区实际工作的需求促使我们开始着手编写这本书。

2020年的新冠肺炎疫情给社区工作带来了新的挑战。上海市政府在《公共卫生体系建设三年行动计划（2020—2022年》中，在强调平战结合的抗疫工作之外，特地增加了老年人认知障碍风险与干预的项目（GWV-9.2），以推进老年人常见病、退行性病与心理疾病的管理工作。上海市卫生健康委员会指导我们团队承担了此项工作，让这本工具书的发行与实践有了切实的落脚点。

另外，要特别致谢中华预防医学会精神卫生分会、上海太保蓝公益基金会、上海银杏老年公益基金会、中国老年保健协会认知障碍MDT联盟、上海市精神心理疾病临床医学研究中心（编号19MC1911100）的支持！他们促进了这本书的最终完成与出版。

希望这本书为广大的医师、护士、社工、康复师等为老服务工作人员以及家庭照护者，提供科学简便的认知障碍的评估干预方法。

作为新的尝试，本书错误之处在所难免，期待在各位读者的批评指正下，认知障碍老人得到更多的关注与重视，我们的工作也能尽快推陈出新。

李　霞

2020年11月25日

目 录

第一章

总　论

第一节　老龄化背景

中国自 20 世纪末进入老龄化社会以来,老年人口数量和占总人口的比重持续增长,2000—2018 年,60 岁及以上老年人口从 1.26 亿人增加到 2.49 亿人,占总人口的比重从 10.2% 上升至 17.9%。未来一段时间,老龄化程度将持续加深。根据中国人口与发展研究中心预测,2020—2035 年老年人口数量将大幅度增长,到 2035 年,老年人口将达 3.26 亿,占比为 22.8%。到 2050 年我国老年人口将突破 4 亿,占比达 29.3%,进入全球老龄化最严重的国家行列。上海是中国最先进入人口老龄化的城市之一,2019 年户籍人口中 60 岁及以上已占 30% 以上。由于老龄带来的心理健康问题也日益突出。根据上海市老龄办和市统计局 2020 年发布的老年人口数据,截至 2019 年 12 月 31 日上海市户籍 60 岁及以上老年人口为 518.12 万人,占总人口的 35.2%,较 2018 年末提高 0.8%,上海老龄化程度稳步提升,远远高于全国平均水平。

随着年龄的增长,老年人身体会出现各种生理变化,这种生理变化包括大脑的功能变化,与老年人的身心健康密切相关。身心健康是指人在成长和发展过程中,不仅没有疾病,而且认知合理、情绪稳定、行为适当、人际和谐、适应变化的一种完好状态。心理健康是健康的重要组成部分,关系到广大老年人的幸福安康以及家庭和社会的和谐发展,但常常被忽略。

人步入老年后,生理、环境、心理都发生改变。

环境的改变:一方面包括退休、子女离家或随子女迁居、亲人朋友去世、孤单等;另一方面由于工作、养育子女的责任已放下,有的老年人体会到"终于时间是自己的了"这种感受。无论是正性还是负性的体会,都需要老年人改变已有的状态,去适应变化。

另外,慢性躯体疾病如冠心病、高血压、糖尿病等在老年期高发,老年人有时共患多种躯体疾病,造成了躯体不适、无力、无法参与有意义的活动或社会交往。这是老年期抑郁或焦虑的重要因素之一。

特别要注意的是,大脑的退化与脑血管病在老年期也很常见。通常认为,这些因素导致老年人认知能力下降,既往医学上称为老年痴呆,目前称为神经认知障碍或者认知障碍。

在社区的老年人,轻度或者风险期的认知障碍人群占比不低,患病率随着年龄增加而增加。根据既往研究显示,中国约15%的老年人有轻度认知功能损害,65岁以上老年人群总认知障碍患病率为5.56%,每增加5岁,患认知障碍的风险就会翻倍,80岁以上的老年人,其认知障碍患病率达到40%。处于风险期的认知障碍人数更多。

我国人口基数大,老年人多数分散生活在家庭和社区,个体化综合干预难度大,社区缺乏专业评估与干预的专业人员,导致社区干预缺乏针对性与精准性,也没有规范的持续性或干预后评价体系。老年人认知障碍的识别率、诊断率及治疗率都比较低,对其危害的严重性缺乏足够重视,对风险期的老年人更缺乏科学规范的防控管理。

近年来,越来越多的证据表明,风险因素的控制可推迟或延缓疾病进展,为其防治带来了曙光。这些风险因素多数是老年人常见的心身疾病因素,如听力减退或丧失、高血压、肥胖、糖尿病等,也有生活习惯或环境问题,如吸烟、缺乏运动、社交隔离,由于多种原因引起的老年期抑郁、焦虑、睡眠障碍等,这些都是可以干预或者部分干预的因素。如果对这些风险因素进行个体化干预,可以减少36%患认知障碍的风险,减轻疾病的社会经济负担。

依据心身互动理论,可塑的心理系统可以有效减缓老年阶段生理衰退的进程。从个体心理系统出发,对心理资源进行统筹安排和调适,可以帮助老年人更积极地面对增龄过程的生理心理变化,更充分地应对由增龄带来的认知障碍风险,从而实现防治认知障碍的目标。

第二节　认知障碍社区防治现状

随着社会的发展、人们生活方式的改变及临床医学的突飞猛进,人类的疾病谱发生了明显改变,我国人均寿命延长,中国提前进入了老年化社会,由老化造成的功能障碍人群大量增加,对认知障碍开展社区预防与康复、治疗的需求迅猛增长。从当前我国人口与发展现状看,我国正处于快速老龄化进程中,预防与康复医学的服务对象主要是城市社区的老年人群体。

中国人口老龄化进程的加速为社区医疗的发展提供了巨大动力。由于我国认知障碍防治与康复的工作起步晚、底子薄、发展水平极不平衡,水平与西方发达国家存在着不小的差距,目前认知障碍诊断、防治与康复的发展水平、规模和覆盖范围还远不能满足广大人民群众的需求。

医养结合在理想的养老服务体系中占据重要地位。2013年10月14日,国务院印发《关于促进健康服务业发展的若干意见》中,明确要求加快发展健康养老服务,推进医疗机构与养老机构等的合作。医养结合是老龄化社会的迫切需求,目前养老机构的基本医疗和公共卫生由区域内社区卫生服务中心提供服务,限于场地、设备、人员等因素,养老机构内拓展康复服务还有待于进一步加强和重视。

第三节　诊断与干预总体目标

通过开展老年人认知诊断与干预的社区工作,社区老年人认知障碍防治拟达到以下目标。

（1）了解老年人认知功能、心理状况和心理需求。

（2）调查社区老年人认知障碍的风险因素。

（3）筛查、识别、诊断社区老年人认知障碍。

（4）预防、干预社区老年人认知障碍。

（5）通过培训与实践形成关爱老年人脑健康或心理健康的专业团队。

（6）根据各地实际情况，依据本书的原则与指导，开展当地有特色的社区老年人认知障碍的防治工作。

第四节　诊断与干预总体方案

一、工作范围

（一）工作地区

在自愿参加的各社区中开展老年人认知筛查诊断与干预工作。选取的街道、乡镇或村应具有一定的社区规模以及较好的相关工作基础，常住老年人群相对稳定。

（二）诊断与干预对象

社区内65岁及以上常住居民（指居住半年以上的户籍及非户籍居民），资源较多的社区可选择50岁以上居民，贫困、空巢、失能、失智、计划生育特殊家庭和高龄独居老年人为重点纳入对象。

（三）工作人员

参与社区老年人认知障碍防治的工作人员，包括管理、实施的各级行政部门，技术指导的专科医疗卫生机构与实施的社区医疗机构，以及相关为老服务企业、社会团体组织、志愿者等人员。

二、工作总体内容及方法

（一）开展认知障碍社区能力调查及能力建设

1. 社区工作能力调查

（1）认知障碍医疗与服务机构表：收集社区所属地区内可以提供认知障碍评估、诊断及干预的医疗机构与服务机构，详见附表1。

（2）认知障碍服务能力调查表：包括辖区内社会支持环境情况、基层医疗卫生服务机构可提供的老年认知和心理健康服务情况，详见附表2。

（3）服务人员能力调查表：用来了解参与该项工作管理和实施的各级人员的岗位职称分布情况、对认知障碍与老年人心理健康知识知晓和服务能力，以及所接受的相关培训，详见附表3。

2. 能力建设

对服务人员开展阶段性能力建设培训，以提升对常见心理行为问题和精神障碍的早期识别能力以及心理健康服务技能水平。

（二）对社区老年人开展认知功能的调查和评估

1. 调查方法

集中（基于体检）或基于社区卫生中心日常工作，采用统一的问卷对社区老年人进行认知功能调查。调查时应当充分尊重老年人个人意愿并获得知情同意。根据情况也可通过街道、居委会发起筛查、诊断与干预。

2. 调查内容

（1）基本信息：社会人口学基本特征、家庭支持、社会参与、与子女朋友关系、日常生活爱好、慢性病患病情况、老化态度等。

（2）认知及心理健康状况评估：分别采用简易智力状态评估量表（Mini-Cog）、蒙特利尔认知评估量表（MoCA）、广泛性焦虑量表（GAD-7）、老年抑郁量表（GDS-15），对调查对象进行认知障碍、焦虑症状和抑郁症状筛查。街道或居委会发起的模式需要进行适当的调整，也可引入已验证其信效度的电子评估工具。

（3）知晓与需求调查：老年人对脑健康知识的知晓情况、影响老年人认知功能或者情绪的主要问题以及对维护脑健康的服务需求。

3. 根据认知功能开展分类干预

根据疾病风险因素、躯体疾病、神经心理评估结果将老年人分为四类，即正常人群、风险因素人群、风险人群和疾病状态人群。对不同人群开展不同的认知与心理干预，分类干预策略详见表1。

表1　针对不同人群的分类干预策略

人群分类	分类标准	干预策略	目的
正常人群	认知及心理健康状况评估结果均正常	科普教育:科普资料、科普讲座、社区大众媒体宣传、社区活动等	提高老年人心理健康知晓状况,增强心理健康意识和心理韧性
风险因素人群	认知及心理健康评估正常,但存在风险因素(如慢性病、体重过轻或过重、近期焦虑症状、自觉记忆下降等)	科普教育 家庭支持 社区活动 利用系统支持	改善和促进老年心理健康状况,预防疾病发生
风险人群	认知和心理健康评估显示存在轻度焦虑或抑郁或可疑认知功能受损	科普教育 家庭支持 社区干预 医疗干预(备选) 利用系统支持	改善和促进老年心理健康状况,预防疾病发生
疾病状态人群	认知和心理健康评估显示存在中度及以上抑郁或焦虑以及认知功能受损	科普教育 家庭支持 社区干预 医疗干预 全科专科双向转诊 社区随访管理	改善和促进老年认知与心理健康状况;促进疾病的早诊断、早治疗,延缓疾病进展,减轻医疗负担

第五节　科普宣传是工作重点

一、科普宣传意义

党的十九大和《健康中国2030规划纲要》提出"弘扬卫生健康科学精神,普及健康科学知识"。让民众认识疾病、重视疾病、防范疾病已经成为这个时代健康事业的一个鲜明符号。目前我国人口的健康水平与发达国家的差距,其中一个重要的因素就是卫生保健知识的普及不够,社会人群还不善于运用已有的经济条件和科学知识来实行自我保健。在此背景下,健康科普承担起构筑全民健康和健康中国的第一道坚固壁垒,成为推动人民健康的重要抓手。大众在获得科普知识的同时,可以形成健康的生活习惯,减少疾病的发生;也能够提高疾病的知晓率,及时就医,减少并发症以及不可挽回的后果,提高生存质量。

当前我国约1100万名医务人员承担着全世界约1/5人口的医疗任务,而对于老年认知障碍,匹配的老年精神科医师、神经内科医师和全科医师数量更是有限。进行医学科普是高效、快速推进全民健康事业,合理有效利用医疗资源的有效手段。使认知障碍科普知识、科普教育真正意义上走进老年人、中年人甚至年轻人的生活,对认知障碍进行尽可能早期的预防,其意义和影响必将是深远长久的。

二、认知障碍科普宣传要点

（一）认知障碍科普宣传的主体

认知障碍知识和相关预防知识普及需要有一定的理论基础、工作经验和表达能力,科普内容的提供主要依赖各级医疗卫生机构。科普宣传可以提高医疗服务质量和水平,使医患形成良好的沟通,从根源上提升互信和理解,减少医患矛盾的发生。

大众的健康需求是临床医学发展的动力,医学科普是临床工作的极大补充,但是目前的现状是综合性医院以及基层地段医院以医疗为重点,医务人员开展科普宣传和讲座流于形式,以完成任务为目的开展的科普宣传居民接受度一般,医务人员和媒体人之间的交流技巧也有待进一步提高。

医师、护师、社会工作者、康复师、治疗师等工作人员在认知障碍的宣传工作中有一定的组织功能,把社会工作的专业知识和技术运用到医疗、卫生、保健机构中,协助患者及其家属解决与疾病相关的社会、经济、家庭、职业、心理等问题,以提高医疗与干预效果,是医疗资源和社会资源连接的纽带。随着社会的发展,结合欧美发达国家的经验,社会工作者在认知障碍科普工作中将有巨大的发展空间。

除了医学专业相关科普力量外,"互联网+医学科普"的平台和机制正在探索中建设。目前新媒体下的认知障碍科普只是简单地建设了微博、微信、公众号、新闻头条等,尚没有基于互联网背景下的云计算、大数据等技术来强化对医学科普工作的管控,同时也没有充分挖掘互联网中的丰富信息内容来提升医学科普的厚度。所以在"互联网+"背景下,云计算专长人员、新媒体人等可能有机会参与到认知障碍科普工作中,作为认知障碍宣传主体,产生优秀的科普作品,推进医学科普宣传工作的质量提升,提高宣传工作的深度和广度。

(二)认知障碍科普宣传的内容

科普知识涵盖了认知障碍医学领域的各个方面,无论认知障碍的危险因素、早期表现和照护要点,还是认知障碍的就诊指导无不涉及科普知识。认知障碍的医学科普直接关系到认知障碍危险人群在实际生活中的行为,所以对认知障碍的医学科普不只是"知道与不知道"的问题,而更是指导公众"怎么行动"的问题,认知障碍的医学科普需要具备更高的准确性、操作性和科学性。错误的信息,则可能发生错误的行为,从而对身体健康造成不良影响。

全媒体时代普通大众获取健康信息的方式、渠道和内容发生了很大变化。微信、微博等社交网络的兴起和移动终端的普及,音频、视频、纪录片、动漫等多种形式的传播,使健康信息的数量、产生速度呈现爆发式的增长。

遗憾的是,网络上认知障碍的医学谣言、伪科学、假专家层出不穷,迫切需要相关专业的医生成为内容提供者或者审核者,保证科普宣传内容的科学性和权威性,以促进公众科学的健康素养。

(三)认知障碍科普宣传的形式

认知障碍科普教育目前有多种形式:①科普资料发放——向老人及家庭发放科普手册、折页、科普书籍或宣传单等。②开展科普系列讲座——邀请心理学家、精神科专家等相关专家前来培训,内容包括:身体健康医疗知识,老年心理疾病与保健知识,如何获得情绪自我管理技能、交流技能,处理家庭关系等方面的心理健康帮助,认知问题早知道、早干预相关知识等。③社区公共区域大众媒体宣传——利用所有社区公共区域全方位宣传老年关爱知识与理念,如利用宣传栏、广播、墙面、横幅、视频滚动播放等各类形式。④开展义诊或其他相关宣传活动。相关内容在本书后续认知障碍干预章节中有具体叙述。

另外特别要提醒的是,新媒体和传统媒体在普及认知障碍医学科普知识和健康教育中起着重要的作用。如果有合适的机会,老年精神科医师、神经内科医师、社会工作者可以和媒体配合,通过新闻媒体、网络媒体等,将枯燥的医疗、照护的专业知识转变为更易被接受的内容,更高效地传播认知障碍相关疾病和预防知识,提高人民群众的健康素养,使人们更多地关注脑健康,积极地开展自我健康管理和寻求专业支持。

近几年医疗机构和相关社会群体开始重视公众科普宣传,总体来看医学科普工作在发展,但目前认知障碍科普仍呈现碎片化的现状,缺乏整体设计,其科普效果与日益增长的社会需求还存在距离。

参考文献

[1] Livingston G, Sommerlad A, Orgeta V, et al. Dementia prevention, intervention, and care[J]. Lancet, 2017, 390(10113): 2673-2734.

[2] Jia L, Quan M, Fu Y, et al. Dementia in China: epidemiology, clinical management, and research advances[J]. The Lancet Neurology, 2020, 19(1): 81-92.

[3] 郭敏,周晓英,宋丹,等. "互联网+"时代的我国医院微信信息服务研究[J]. 图书与情报,2015(4):19-25.

[4] 钱时兴,丘家源,李霞. 中国神经认知障碍分级评估诊断方案[J]. 重庆医学大学学报(脑计划专刊),2019, 44(4): 397-399.

[5] Yu JT, Xu W, Tan CC, et al,. Evidence-based prevention of Alzheimer's disease: systematic review and meta-analysis of 243 observational prospective studies and 153 randomised controlled trials[J]. J Neurol Neurosurg Psychiatry, 2020 Nov, 91(11):1201-1209.

第二章

社区诊断与专科的区分

第一节　认知障碍社区筛查的挑战

　　认知障碍是指与学习和记忆、语言、执行功能(管理日常工作和生活)、注意力、感知运动技能(与环境互动)和社交认知(与他人互动)有关的问题。包括从无明显症状的轻度到症状明显的重度痴呆。认知障碍的临床命名也在不断地变化,目前有多种命名方式并行存在,如轻度认知功能损害、痴呆、认知障碍、神经认知障碍或认知症等。

　　在1994年出版的《精神障碍诊断与统计手册(第四版)》(DSM-4)中,痴呆被定义为后天获得性大脑综合征,患者在两个或两个以上的认知领域(记忆、注意力、语言、视空间或执行功能)的衰退,影响社会或职业功能。2013年出版的《精神障碍诊断与统计手册(第五版)》(DSM-5)中,痴呆被归属为"重度神经认知障碍",定义为在一个或多个认知领域下降(学习和记忆、语言、执行功能、复杂的注意力,知觉—运动或社会认知),影响日常生活的独立性。可以看出DSM-5不仅增加了社会认知,还在诊断中扩大了认知领域的范围,而在DSM-4中,记忆力下降是诊断痴呆所必需的。除重度神经认知障碍外,既往的轻度认知损害(mild cognitive impairment, MCI)在DSM-5中被归属于轻度神经认知障碍,轻度认知损害被定义为介于正常衰老预期的认知衰退和痴呆之间的阶段。它可能涉及记忆、语言、思维和判断方面的问题,这些问题比正常的年龄相关的变化更严重。轻度认知损害可能使人们意识到记忆或智能"下滑"了,家人和朋友也会注意到这个变化,但这些变化并不严重到影响日常生活和日常活动。轻度认知损害可能会增加以后患阿尔茨海默病或其他痴呆的风险，但是有些轻度认知损害患者从来没有恶化过，还有部分患者的病情最终得到了改善。

这些命名的变化使得人们容易出现混乱，此外不同的预后转归也降低了大众对疾病治疗的预期。除这些方面外，当前我国神经认知障碍筛查还存在一些挑战，可以从以下几个方面进行分析。

第一，公众意识缺乏和认识不足导致就诊率低。一方面，痴呆是具有贬义的词汇，增加了患者及家属的病耻感，患者及家属缺乏主动问询就诊的意识；另一方面，在疾病的认知上不足，很多人认为阿尔茨海默病及痴呆是正常老化的组成部分，痴呆除血管性认知障碍外多为退行性病变，进展缓慢，公众无法区分痴呆和正常衰老的界限，多数是在出现走失、严重的神经精神症状导致照护困难后才寻求医疗服务就诊。2011 年上海的一项研究显示，45%的人认为"痴呆是衰老的正常组成部分"，仅30%的受访者意识到就诊的必要。这也强调了认知障碍科普宣传的重要性。

第二，基层医疗卫生机构在认知障碍筛查中的挑战。承担认知障碍筛查的主体应该是基层医疗卫生机构，然而在基层医疗卫生机构全科医师缺乏认知障碍筛查诊断的基本技能，在政策导向上未将认知障碍纳入日常慢性病的管理。在医师规范化培训当中，老年精神科未作为轮转培训科室，使得全科医师和精神科医师缺乏对认知障碍患者全病程管理的理论基础和实践。

第三，专业人才匮乏。承担痴呆诊断的机构主要为各级精神卫生中心的老年精神科和三级医院的老年医学科及神经内科等。当前，我国除直辖市和省会城市外，多数是一个地级市一所精神卫生中心设置一个老年精神科（部分精神卫生中心并未设置），也就是说以一个科室人力资源承担一个城市和所属周边县级市的痴呆诊疗服务，而神经内科和老年医学科只有少数专业人员在从事认知障碍的相关临床工作。

第四，社区筛查诊断的必要性不被认可。对于正常老年人和轻度认知功能障碍患者无论是药物干预和非药物干预，都没有确切的证据证明可以预防痴呆的发生或者减少由轻度认知功能障碍发展成痴呆的可能。此外，当被确定为存在认知障碍后会给患者贴上标签，可能会造成心理压力、降低生活质量。认知障碍仍然没有效的治愈手段，这也降低了公众求治的欲望。

第五,筛查诊断的流程和方案存在挑战。认知障碍是一种异质性疾病,引起认知障碍的原因很多,不同类型的认知障碍受损的认知领域和严重程度存在差异,因此在社区筛查中所使用评估工具的有效性成为另一个挑战。常用的筛查工具有简易智力状态评估量表(Mini-Cog)、简明精神状态量表(MMSE)、蒙特利尔认知评估(MoCA)、知情者问卷(AD8)等,针对轻度认知功能障碍和痴呆的敏感度、特异度存在差异,而且对于不同类型的认知障碍受损认知领域无法做出区分。

尽管有诸多挑战,社区老年人认知障碍的筛查诊断对居民、家庭和社区更多是获益,可以发现一些早期认知障碍的可逆性原因,例如抑郁症、甲状腺问题或维生素缺乏。对于筛查出的轻度痴呆患者可以在医生的建议下制订医疗和护理照料的计划。患者尚存在一定决策能力的情况下,可以和家属提前处理安排好相关的社会、法律和经济问题。同时,早期的筛查为诊断治疗赢取了时间,降低了患者自身危险和社会危害,延缓疾病进展和疾病造成的功能衰退,提高患者和照料者的生活质量,最终可减轻家庭与社区的疾病负担。

第二节　采用不同方式开展筛查

当前我国针对认知障碍的筛查存在多种形式,针对人群大规模筛查主要有"居委发起模式"的认知障碍筛查和"基于老年人体检"的认知障碍筛查,居民主动到社区认知障碍干预中心进行筛查是当前的一种补充方式。这里需要清楚两种针对人群的大规模筛查的优劣。

"居委发起模式"的认知障碍筛查,主要是由居委会工作人员通过不同形式动员老年人参与,其优点在于居委工作人员长期扎根于社区,动员能力强,对老年人的情况了解,彼此之间已经形成一定信任,筛查工作完成相对顺利。在筛查后的非药物干预(如运动干预、社交干预)上居委会也可更好地实施。

缺点有三个方面:第一个方面在于经过居委会动员参加筛查的老年人一般都为居委会其他活动的积极参与者,这些老年人很多保持着良好的认知、身体和社会功能,造成真正可疑的存在认知障碍的患者难以被覆盖到;第二个方面在于居委会召集志愿者开展筛查工作,志愿者缺乏专业的培训,对疾病认知和筛查工具存在个人素质上的差异,从而影响到筛查质量;第三个方面在于这种模式下,医疗专业卫生人员参与程度低,在筛查工具的选择、后期的转诊确诊以及医疗管理(如高血压、糖尿病等慢性疾病的管理)上存在不足。

"基于老年人体检"的认知障碍筛查,是在老年人进行躯体疾病集中体检时进行。其优点是覆盖人群广泛,参与筛查的工作人员为经过专业培训的医疗卫生人员,在疾病的管理上和转诊推介上完成度较好,而且体检每年进行一次,可以进行长期随访和及时评价干预效果。

缺点同样有三个方面:第一个方面,筛查要配合躯体体检,在时间上较为固定,有些老年人可能会错过筛查;第二个方面,认知障碍筛查所需要的时间较多,从而增加了体检的时间和人力成本;第三个方面,在筛查完成后进行群体非药物干预(如运动干预、社交干预)上很难实施。

居民主动参加认知障碍筛查的模式可以作为上述两种筛查模式的补充,但是这需要在社区当中设立认知障碍筛查诊断和干预中心。中心还需要配备相关专业人员,由于各方面条件因素的限制,目前无法做到全面实施。因此,当前开发的手机端智能筛查、智慧健康小屋和老年活动中心的筛查有一定的积极作用。

第三节　社区诊断与专科诊断的区别与联系

认知障碍筛查主要面向社区老年人,社区的筛查目的是找出存在认知障碍风险的人群,因此社区筛查所要给出的诊断只是初步的或者说是一种状态诊断。认知障碍可以细分为100多种类型,在类型区分上涉及对复杂临床症状的识别,还要结合实验室检查、影像学检查,甚至遗传学检查,而这些条件在社区场景下,无论是人员、能力还是设备方面均不具备,因此在社区筛查出来的人群需要前往专科医院进行专科诊断。

认知障碍社区诊断依据筛查所使用的调查问卷和认知障碍筛查评估工具将筛查对象识别为正常人群、风险因素人群、风险人群、可能认知障碍人群。筛查所使用到的工具包括认知障碍风险因素的调查(如年龄,性别,学历水平,家族史,以及糖尿病、肥胖、高血压、心脑血管病史,睡眠状况,家庭关系,社会支持,社交活动,生活习惯等)以及认知筛查量表。虽然不能对认知障碍进行确诊,但是可以发现"隐藏"在社区的认知障碍人群。

专科诊断实施的人员主要为老年精神科、神经内科、老年医学科等科室的专科医师,对患者进行全面病史梳理、专业的认知评估、实验室检查、影像学检查,依据认知障碍的国际通行标准进行诊断并进行类型区分。

社区诊断可以早期发现患者,通过社区转诊推介进行专科诊断,可以为认知障碍患者争取更多的专业治疗和照护时间。

第四节　全科专科双向转诊

全科和专科双向转诊涉及的主体是社区卫生服务中心(全科医师)和专科医院(专科医师),双向转诊流程图见图1。全科医师能够通过筛查和初步评估进行状态识别,给出"认知障碍风险"的全科诊断,通过社区协调员与专科协调员对接,实现全科医师向专科医师的转诊;专科医师进行认知障碍类型诊断并

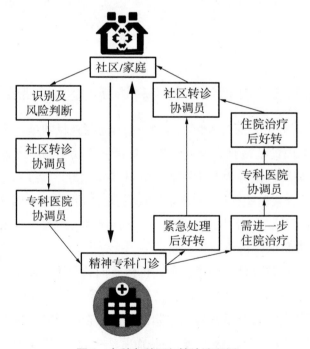

图1　全科专科双向转诊流程图

制订药物和非药物干预方案,同时对认知障碍相关精神科紧急情况进行处理,再通过专科协调员与社区协调员联系返回社区,由全科医师进行慢性病管理。

参考文献

[1] 美国精神病学会. 精神疾病诊断与统计手册(案头参考书)[M]. 第五版. 北京:北京大学出版社,2016.

[2] Carrie DP, Leslie AP, Rebecca CR, et al.Screening for cognitive impairment in older adults updated evidence reportand systematic review for the US preventive services task force [J]. JAMA, 2020, 323(8): 764–785.

[3] Grober E, Mowrey WB, Ehrlich AR, et al. Two-stage screening for early dementia in primary care[J]. J Clin Exp Neuropsychol, 2016, 38(9): 1–12.

[4] Gaboreau Y, Imbert P, Jacquet JP, et al. Factors affecting dementia screening by general practitioners in community-dwelling elderly populations: a large cross-sectional study in 2 areas of France[J]. Alzheimer Dis Assoc Disord, 2014, 28(1): 58–64.

第三章

认知障碍的筛查与评估

第一节　筛查目的、对象与内容

一、筛查目的

(1) 评估老年人认知、心理与身体健康状况。

(2) 调查老年人认知障碍相关风险因素。

(3) 评价老年人认知功能水平,为识别、诊断和干预提供基础数据。

二、筛查对象

(1) 年龄≥65周岁或者有意愿参加的成年人。

(2) 参加社区集中体检的常住老年人。

(3) 未参加体检但有意愿参与的常住老年人。

三、筛查内容

采取封闭结构式问卷开展认知障碍调查,问卷的内容包括以下几项。

(一) 基本信息

1. **基本信息**　性别、年龄、教育水平、联系方式等。

2. **疾病史**　高血压、糖尿病、听力障碍、抑郁症、脑血管疾病、心脏疾病等。

3. **生活习惯**　兴趣爱好、饮食习惯、睡眠状况等。

4. 社会支持 居住情况、家庭关系、社会交往和参与等。

（二）认知障碍筛查工具

1. 简易智力状态评估量表 适用于认知障碍初筛。
2. 老年抑郁量表 适用于排除抑郁障碍。
3. 简明精神状态量表 适用于低教育水平人群初筛后的认知评估。
4. 蒙特利尔认知评估量表 适用于初中及以上人群初筛后的认知评估。

第二节 基于体检的筛查方法与流程

基于体检的认知障碍筛查模式进行社区老人认知功能分级诊断分为三步。第一步初筛：使用老人基本信息情况进行一般情况采集，使用简易智力状态评估量表及老年抑郁量表进行认知功能及抑郁症状筛查。对初筛阳性的老年人进入第二步全科诊断：完善简明精神状态量表、蒙特利尔认知评估量表、日常生活自理能力评估量表（ADL）等量表评估，同步转诊给全科医师并结合体检结果给出全科诊断。所有量表评估的实施都需要经过专业培训、完成一致性评估并合格的人员进行。对于全科医生诊断有认知功能障碍或认知障碍风险人群进入第三步专科诊断：转诊至专科医院，完善头颅磁共振成像（MRI）、血液等进一步检查，由专科医师进行诊断（图2）。

第三节 居委（街道）发起的筛查方法与流程

居委（街道）发起的认知障碍筛查方法也分成三步。第一步：由居委会干部募集志愿者，对志愿者进行相关问卷和量表培训，居委会干部和志愿者以电话、社区宣传等方式联系老年人按照自愿的原则参加，由志愿者开展初筛。初筛内容包括基本信息和认知功能初筛。如不方便时，则采用知情者问卷（AD8）询问知情的家属或者其他合格知情者。第二步：电话通知初筛阳性的老年人到全科医师处开展简明精神状态量表、蒙特利尔认知评估量表和日常生活自

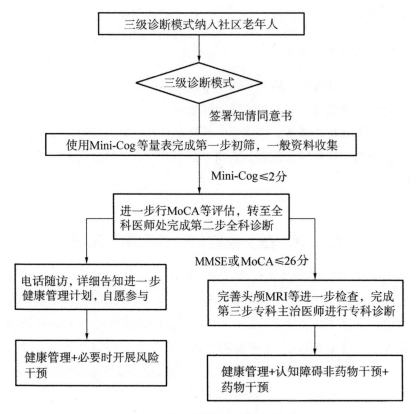

图2 基于体检的筛查流程图

理能力评估量表等评估,并通过问诊全科医师给出全科诊断。全科医师诊断
认知障碍存在认知功能风险者进入第三步专科诊断(图3)。

第四节 居民主动的筛查方法与流程

一、社区卫生服务中心

全科医师经过认知障碍相关疾病理论知识和实践技能培训后,可以定期
在社区卫生中心开设记忆门诊,对主动要求进行认知障碍筛查的老年人提供
疾病早期识别的服务,并对认知异常人群进行转诊和随访。

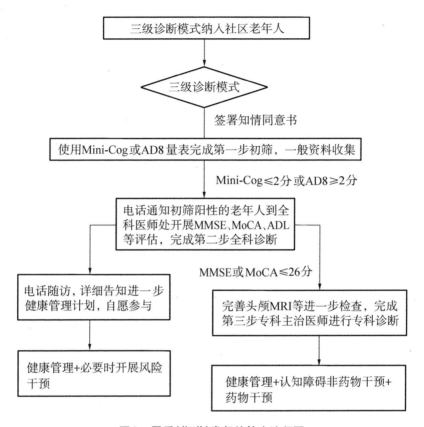

图3 居委(街道)发起的筛查流程图

二、智慧健康小屋和老年活动中心

智慧健康小屋主要提供自助健康检测服务,普及健康知识、促进慢性病的早期发现,是引导大众养成自我管理健康意识的场所。老年活动中心集休闲、娱乐、健身、文化、学习于一体,是老年人理想的文体活动场所。在智慧健康小屋和老年活动中心可以提供认知筛查智能客户端,也可以培训志愿者进行认知障碍筛查。

三、智能筛查

开发手机、平板电脑等客户端的筛查程序,可以远程线上为照料者和老年人提供在线自评。

第五节　筛查注意事项、人员资质与培训

（1）在基于体检的筛查模式及居委（街道）发起模式的筛查中，需要多部门人员合作进行，包括协调人员、健康登记人员、调查人员、评估人员，所有参与人员需职责明确。

（2）筛查前确定和准备筛查报告表（CRF），工作人员填写时关于基本信息和危险因素的填写应字迹清晰，避免缺项、漏项。

（3）在神经心理评估过程中注意各量表的操作规范，指导语应按照规范说出，避免随意添加指导语或缩减指导语，或对老年人进行解释。

（4）态度温和，吐字清晰，注意音量，关注老年人的情绪，适当给予老年人停顿时间，避免老年人产生抵触情绪。

（5）进一步规范项目的管理与运作，提高项目参与人员的实战技能，需在筛查开展前进行培训，参与人员需要通过相关评估工具的一致性评价。

【案例故事】

李先生今年72岁，老伴去世后一直独居，平时一个人生活基本能自理，有两个孩子，每月都会来探望李先生，一家人也会定时聚餐。一次女儿因为临时有事，叫李先生去接孙子放学。后来李先生迟迟没有去学校，老师打电话询问怎么到现在还不来接孩子，女儿这时联系李先生，李先生支支吾吾地说忘记了。

女儿非常担心父亲会不会患上痴呆，今年的体检李先生因为出去旅行错过了。女儿听说街道也进行了痴呆的筛查，就电话询问街道工作人员，街道的回复是曾经打电话通知李先生去做筛查，李先生认为自己一切都好好的不会有痴呆，拒绝了街道建议。女儿非常焦急，想尽快得到结果，有人向她推荐可以在手机端进行智能筛查。

在获得相关链接后，李先生在女儿的陪同下分别做了"认知语音测试""脑功能自我测评"，女儿则选择"帮他人测评"回答了李先生相关的一些问题。结果显示李先生的初步评估是正常的。然而，智能筛查只是初步的，如果对智能筛查有疑问可以到专科医院就诊，进行专业的评估。女儿也可以根据李先生的情况，让李先生每年进行相关认知障碍的体检。

参考文献

［1］钱时兴,丘家源,李霞.中国神经认知障碍分级评估诊断方案［J］.重庆医科大学学报.2019, 44(4): 397-400.

［2］上海市卫生健康委员会,上海市精神卫生中心.上海市心理关爱项目手册(试用版).

第四章

利用筛查评估工具识别与区分人群

第一节　筛查前准备

一、材料和工具准备

（1）病例报告表每人1份。

（2）调查对象信息登记表1份。

（3）参加项目工作人员签到表1份。

（4）知情告知书或其他必要工具准备。

二、工作人员组织、协调、职责

1. 协调员

（1）协调员人数：每个街道（镇）设协调员1人。

（2）协调员职责：了解当日参加体检老年人的人数，老年人基础信息登记，负责现场秩序维护和老年人的问题答疑，安排协调参加项目的调查员工作内容，收集和保管病例报告表。

2. 调查员

（1）调查员人数：依据参加体检的老年人数设置，每15个老年人设1个调查员。

（2）调查员职责：负责病例报告表除封面以外部分的填写。

3. 评估员

（1）评估员人数：按照30%老年人参加评估，每天按照8~10个老年人设1个评估员。

（2）评估员职责：负责简明精神状态量表和蒙特利尔认知估量表评估，有知情者需完成知情者问卷。

三、场地准备

认知障碍筛查侧重于神经心理评估，建议每位调查员单独一室，单独一桌。如果单独一室有困难，可以在大的会议室，或其他相对空旷场地，两位调查员之间间隔大于2米。大的会议室和空旷场地可以减少回响造成的相互干扰。

第二节　认知障碍评估量表分阶段的划界与区分

一、简易智力状态评估量表

简易智力状态评估量表是一种实施痴呆筛查的评估工具，属于他评量表，由受过培训的评估人员对被试者进行测试（表2）。简易智力状态评估量表由两部分组成，分别为三个词语回忆和画钟测验：三个词语回忆每个词语回忆正确记1分，全部正确记3分；画钟测验完全正确记2分，错误记0分。分值最低分为0分，最高分为5分。

表2　简易智力状态评估量表作为痴呆筛查工具的信效度（分界值≤2）

研究	敏感度（%）	特异度（%）
Holsinger，2012	76	73
Borson，2003	76	88

注：本书采用分界值≤2分作为痴呆筛查划界分，如果希望排查更多风险人群可采用分界值≤3分，以开展进一步诊断及药物或心理治疗干预。评估时间约3分钟。

二、简明精神状态量表

简明精神状态量表中文版由上海市精神卫生中心张明园教授在原版基础上修订并进行了信效度相关研究。由受过培训的评估人员进行测试，包含时间地点的定向、即刻记忆、计算、回忆、语言使用、简单动作执行、复制平面图形等，分值最低分0分，最高分30分。对于文化程度相对较低，难以进行复杂认知测试的受试者，尤其是小学及以下文化程度，简明精神状态量表是比较适合的评估工具。测试总分的高低一定程度上反应认知功能损害的程度（表3）。

表3　简明精神状态量表的划界

分界值	严重程度
≤9分	重度
10~20分	中度
21~24分	轻度
≤26分	可能有认知障碍
≥27分	正常

注：本书采用≤26分作为认知障碍筛查的划界分，以开展进一步诊断及药物或非药物干预。评估时间约10分钟。

三、蒙特利尔认知评估量表

蒙特利尔认知评估量表，由加拿大Nasreddine等学者根据临床经验并参考简明精神状态量表的认知项目和评分而制订，属于他评量表（表4）。由受过培训的评估人员对被试者进行测试。分值最低分0分，最高分30分。

表4　蒙特利尔认知评估量表作为轻度认知功能损害筛查工具的信效度

国家或地区	研究者	划界分	敏感度（%）	特异度（%）
加拿大	Nasreddine	≤26	97	87
中国	张秀丽	≤24	87.2	84.6
中国	温洪波	≤25	92.4	88.4

注：本书采用≤26分作为轻度认知损害筛查划界分，以开展进一步诊断及药物或心理治疗干预。评估时间12~15分钟。

第三节 常见情绪评估量表的划界与意义

一、老年抑郁量表

老年抑郁量表是一种实施老年人抑郁障碍筛查的评估工具,属于自评量表,共设15个条目,评估过去一周内相关抑郁症状是否出现。每个条目采用"是"与"否"的评分方法(表5、表6),总分最低0分,最高15分,总分能够相对客观地确定抑郁障碍症状的严重程度,总分越高表示越严重,也可用于监测症状随时间的变化及治疗效果。

表5 老年抑郁量表应用于抑郁障碍的分界值及干预策略

分界值	严重程度	干预策略
≤4分	无	无
5~9分	可能抑郁	通过临床判断(症状持续时间、功能损害)确定干预治疗的必要性
10~15分	抑郁障碍	保证积极的心理治疗、药物治疗或两者组合

表6 老年抑郁量表作为抑郁障碍筛查工具的表现

研究	分界值	敏感度(%)	特异度(%)
ShahA,1996(英国)	≥5分	80	77
MarcLG,2008(美国)	≥5分	71.8	78.2
BusraD,2018(土耳其)	≥5分	92	91
陈玲玲,2018(中国)	≥6分	93.3	92.2

注:本书采用≥5分作为抑郁障碍筛查的划界分,以开展进一步诊断及药物或心理治疗干预。评估时间5~7分钟。

二、广泛性焦虑量表

广泛性焦虑量表由 Robert L. Spitzer 开发,是一种易于实施的广泛性焦虑障碍初步筛查工具,属于自评量表,共设7个与焦虑障碍相关的条目,评估过去两周内相关症状出现的频率。每个条目采用0~3分四级评分方法(表7),总分最低0分,最高21分,总分越高表示越严重,总分能够相对客观地确定焦虑症状的严重程度,并可用于监测症状随时间的变化及治疗效果(表8、表9)。虽然

表7 广泛性焦虑量表各条目严重程度分级

评分	严重程度	出现天数
0	没有	0
1	有几天	<7天
2	超过一半的天数	7~10天
3	几乎每天都有	>10天

表8 广泛性焦虑量表应用于广泛性焦虑障碍的分界值及干预策略

分界值	严重程度	干预策略
≤4分	无	无
5~9分	轻度	持续监测
10~14分	中度	有临床意义,建议进一步确诊
≥15分	重度	建议积极诊断和治疗

表9 广泛性焦虑量表作为各类焦虑障碍筛查工具的信效度(分界值≥10)

分类	敏感度(%)	特异度(%)	阳性似然比
广泛性焦虑障碍	89	82	5.1
惊恐发作	74	81	3.9
社交恐惧障碍	72	80	3.6
创伤后应激障碍	66	81	3.5
所有焦虑障碍疾病	68	88	5.5

注:在筛查惊恐发作、社交恐惧症和创伤后应激障碍时分界值≥8分,其敏感度为77%,特异度为82%。本书采用≥5分作为焦虑障碍风险人群划界分,以开展进一步诊断及药物或心理治疗干预。评估时间约3分钟。

广泛性焦虑量表是针对广泛性焦虑障碍开发的,但是也可作为其他三种常见的焦虑障碍(恐惧症、社交恐惧症和创伤后应激障碍)的筛查工具。

第四节　智能筛查、知情者问卷的介绍与划界

一、智能筛查介绍与划界

智能筛查指的根据认知障碍认知功能受损、日常生活功能减退和精神行为异常的特点所开发的程序,可用于手机、平板和其他客户端。照料者和老年人可以在上述客户端进行自我测评。

二、知情者问卷筛查介绍与划界

知情者问卷由华盛顿大学于2005年开发,是一种实施痴呆筛查的评估工具,属于自评量表,不能由被试者回答,必须由知情者回答,共设8个条目,评估过去被试者是否存在条目中的情况(表10)。每个条目采用"是"或"否"的方式评分,回答"是"记"1"分。最低分0分,最高分8分。分值高低不能作为严重程度的判断标准。

表10　知情者问卷作为认知障碍筛查工具的表现(分界值≥2)

研究	敏感度(%)	特异度(%)
Galvin,2007	84	93
李涛,2012	93.9	76

注:本项目采用≥2分作为认知障碍风险划界分,以开展进一步诊断及药物或心理治疗干预。

第五节　情绪状态评估、知情者问卷与智能筛查

抑郁状态是认知障碍中常见的一种情绪问题,不仅降低生活质量,还会导

致认知功能恶化,增加照顾者的压力。即使是轻度的抑郁症状也可使老年认知障碍患者的疾病负担增加。老年期抑郁症可能是痴呆的一个危险因素,甚至是痴呆的前驱症状。值得注意的是,抑郁症患者会出现诸如思维迟缓的认知问题而表现为"假性痴呆"。因此,在认知障碍筛查过程中对于抑郁症的鉴别显得尤为重要,在常规的认知障碍筛查过程中需要增加相关抑郁障碍的评估工具,推荐使用前文介绍的老年抑郁量表。

焦虑状态也是老年人常见的情绪状态,常影响睡眠,有时影响认知功能的评估。焦虑与抑郁状态经常共存。因此,除了抑郁状态的评估筛查,老年人认知功能筛查也需要同时评估其焦虑情绪,社区使用时推荐前文介绍的广泛性焦虑量表。

知情者问卷和智能筛查由于不需要经过培训就可以自我评估(包括知情者或照料者评估),因此方便进行筛查。然而自我评估并不能做到精确诊断,对于正常和风险的识别也存在假阳性和假阴性的问题,但是对于体检和居委会发起等模式未覆盖到的老年人,或者错过筛查时间的老年人是一种很好的补充。

针对情绪状态评估、知情者问卷与智能筛查导向认知障碍的评估流程见图4。

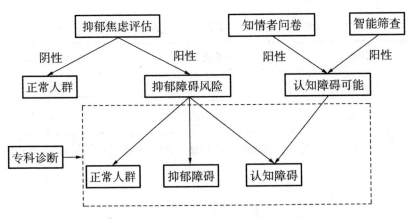

图4 情绪状态、知情者问卷与智能筛查流程图

【案例故事】

张先生和范阿姨是一对夫妻,今年分别76岁和75岁,两个人平时带着孙子一起生活。张先生患有高血压和糖尿病,范阿姨身体没有慢性疾病,平时家务都是由范阿姨来做。张先生最近脾气有点暴躁,以前爱出去打牌最近也不去了,生活上需要范阿姨提醒。范阿姨这一年来感觉自己力不从心,常觉得胸闷难受,觉得自己带不了孙子了,想和儿子商量,把孙子送回家。

今年社区卫生服务中心的体检当中增加了抑郁障碍和认知障碍的筛查,结果显示张先生的老年抑郁评分得分为1分,简易智力状态评估量表得分为2分,进一步做蒙特利尔认知评估量表得分为13分。范阿姨自己觉得记性不太好,但是简易智力状态评估量表得分为5分,然而老年抑郁评分的得分为9分。

从两位老人的相关评估结果来看,张先生可能存在认知障碍,范阿姨有抑郁状态。经过全科医师转诊至专科医院,进行专科诊断,进行详细的病史梳理、神经心理评估和辅助检查。张先生确诊为血管性认知障碍,范阿姨确诊为中度抑郁症。

参考文献

[1] Holsinger T, Plassman BL, Stechuchak KM, et al. Screening for Cognitive Impairment: Comparing the Performance of Four Instruments in Primary Care[J]. J Am Geriatr Soc, 2012, 60(6): 1027-1036.

[2] Nasreddine ZS, Phillips NA, Bédirian V, et al. The Montreal Cognitive Assessment, MoCA: a brief screening tool for mild cognitive impairment[J]. J Am Geriatr Soc, 2005, 53: 695-699.

[3] Marc LG, Raue PJ, Bruce ML. Screening performance of the 15-item geriatric depression scale in a diverse elderly home care population[J]. Am J Geriatr Psychiatry, 2008, 16: 914-921.

[4] 李涛,王华丽,杨渊韩,等. 中文版《AD8》信度与效度的初步研究[J]. 中华内科杂志,2012,51(10): 777-780.

第五章

社区医师诊断与干预建议

第一节　社区医师根据评估结果初步诊断

社区医师根据评估结果确认初步诊断,按认知功能及是否有风险因素可以区分为:①有认知障碍的人群,即疾病状态人群;②有认知障碍风险,即风险人群;③认知功能正常但有风险因素,即风险因素人群;④认知正常,即正常人群。

如果同时筛查了抑郁或者焦虑,也可区分为:①正常;②有抑郁风险和(或)有焦虑风险,即风险人群;③有抑郁状态和(或)焦虑状态,即疾病人群。

把认知评估与情绪状态评估合并,再上临床资料,可以给每位老人按心理健康评估结果分为:①正常;②有抑郁风险和(或)有焦虑风险和(或)有认知障碍风险;③有抑郁状态、焦虑状态或者可能的认知障碍,见图5。

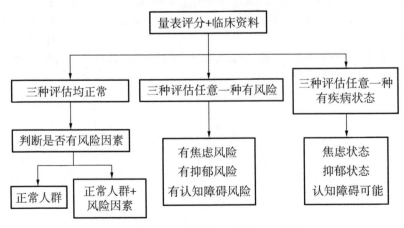

图5　社区医师根据评估结果初步诊断

30

第二节　社区医师区分风险因素

社区医师根据基本信息问询表与体检结果,结合问诊以标注老人的风险因素(图6)。风险因素包括:①遗传风险(家人有抑郁、焦虑或者痴呆病史等);②有躯体疾病未控制(高血压、高胆固醇、糖尿病、疼痛、心脏病、慢性支气管炎等);③生活习惯不良(运动少、吸烟、饮酒问题等);④睡眠障碍(失眠、早醒、入睡困难、服安眠药、日夜颠倒等);⑤营养不良或饮食结构不合理;⑥社交隔离(独居,很少出门,缺少娱乐活动,家人朋友少等)。

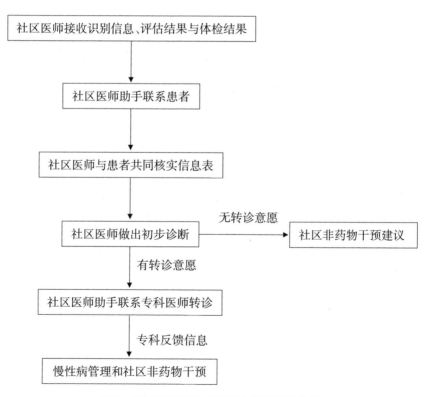

图6　社区医师区分风险因素及干预流程图

31

第三节　社区医师根据初步诊断与风险因素给予干预建议

干预建议可分为：①鼓励参加社区活动或支持性干预；②综合健康干预；③运动干预；④社会心理干预；⑤认知激活或训练；⑥团体干预。

社区医师根据初步诊断与风险因素给予建议的示意图见图7。

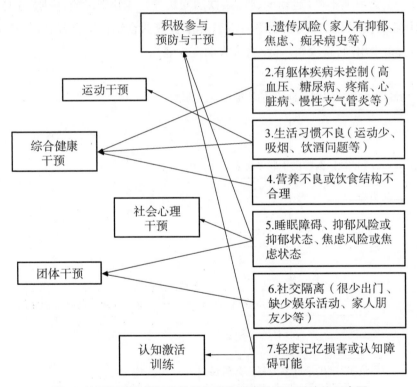

图7　社区医师根据初步诊断与风险因素给予干预建议示意图

第四节　社区医师诊断及给予干预建议的步骤

第一步　提交信息表

协调员、社工或社会组织将识别信息表交由社区医师。

第二步　初步诊断

社区医师根据评估结果确认初步诊断,每位老人按心理健康评估结果分为:①正常;②有抑郁风险和(或)有焦虑风险和(或)有认知障碍风险;③有抑郁状态、焦虑状态或者可能的认知障碍,见图8。

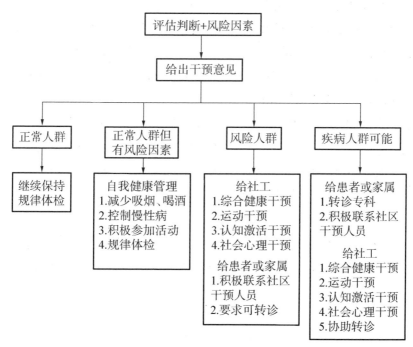

图8　社区医师诊断及给予干预建议步骤示意图

第三步　识别风险

社区医师依据识别信息表内容,并问诊,标明风险因素。风险因素包括:①有遗传风险;②有躯体疾病未控制;③生活习惯不良;④睡眠障碍;⑤营养不良或饮食结构不合理;⑥社交隔离。

第四步　转诊

对有抑郁状态和(或)焦虑状态和(或)可能的认知障碍给予转诊专科医院的建议(各级精神卫生中心的老年科、综合医院精神心理门诊等),转诊具体由专科医师对接,预约门诊时间,并由社工或者协调员联系专科医师的团队,给专科医师备份患者的体检资料、评估结果与社区医师诊断。有抑郁风险和(或)有焦虑风险和(或)有认知障碍风险者,如果老人或者家人有要求,也可转诊。

第五步 针对性给出干预建议

（1）正常人群：继续保持，坚持体检。

（2）正常人群但有风险因素：指出风险因素，提醒自我健康管理，参加社区活动，坚持体检等。

（3）有抑郁、焦虑或认知损害风险人群：

① 给老人或者家人：指出老人的风险，给予对应的综合健康管理、社会心理干预、认知激活干预、运动干预等，或者根据专科意见修改诊断、给予干预建议。

② 给社工或协调员：有抑郁、焦虑风险（社会心理干预）或认知损害风险（认知激活干预），或者根据专科医师指导给予干预建议。

（4）有抑郁、焦虑风险（社会心理干预）或认知损害风险（认知激活干预）：

① 给家人或者老人：指出老人的初步诊断与风险，给予对应的干预建议（药物干预、针对性的综合健康管理、社会心理干预、认知激活干预、运动干预等），或者根据专科医师诊断与指导给出干预建议，干预方案与家人和（或）老年人商议。

② 给社工或者协调员：给予诊断与干预建议（针对性的综合健康管理、社会心理干预、认知激活干预、运动干预），或者根据专科医师指导给予干预建议。

【案例故事】

李阿姨的老伴张大爷今年73岁，约2年前开始出现记性变差，对一件事情反复询问，比如星期几去参加孙女的满月酒这件事问了李阿姨不下20次，对此李阿姨不胜其烦。张大爷好几次出门买菜空手而归之后，几乎放弃了所有家务，也不怎么出门了。张大爷还变得情绪波动很大，一点事情不顺心如意了，就像个小孩一样大吵大闹，李阿姨只好迁就老伴，但是心里总是有点闷闷不乐。最近这一个月，李阿姨觉得老伴好像记性更差了，而且出现了一个奇怪的现象，要求身边一定要有人陪伴，如果家里所有人都出门，只有张大爷一人在家，他就会隔几分钟打一个电话要求李阿姨回家，晚回去一会儿张大爷就乱发脾气，两位老人几乎天天为了一点小事争吵。张大爷还说一些莫名其妙的话，称有人来家里偷厨房里的盘子和碗。李阿姨感觉照顾老伴太辛苦了，每天都十分疲惫，经常头晕，怀疑自己是不是得高血压了，于是去了社区卫生服务中心就诊。

　　社区卫生服务中心的全科医师接诊了李阿姨，通过问诊发现李阿姨除了头晕，还存在多种躯体不适，情绪也显得比较低落，而引发李阿姨情绪不佳的主要原因在于照顾其老伴。于是请李阿姨和张大爷参加上海市尽美长者服务中心开展的"老年人认知障碍友好社区"活动，对他们完善了情绪和认知相关的问卷调查。

　　结果反馈至社区医师处，李阿姨广泛性焦虑量表问卷6分，老年抑郁评分问卷10分，简易智力状态评估量表4分，显示李阿姨认知功能正常，存在抑郁状态，存在焦虑症风险；而张大爷简易智力状态评估量表0分，其他量表不配合，显示张大爷可能存在认知障碍。

　　鉴于目前这种情况，社区医师进一步接诊了张大爷和李阿姨，核对确认了存在的危险因素后，初步诊断李阿姨为抑郁状态，诊断张大爷认知障碍风险（或疑似）。得知初步诊断后，李阿姨恍然大悟，称原以为老伴年纪大了记性不好是正常情况，没想到是得病了。随后，社区全科医师助手联系了专科医师帮助转诊，张大爷被转诊至上海市精神卫生中心老年科就诊。李阿姨认为自己充分休息，会自己好起来，子女都不在身边，还要照顾张大爷，故拒绝转诊。在社区医师建议下，社工帮助李阿姨加入到社区心理干预团体，进行放松训练等非药物手段干预，调节情绪。此外，在社工的提醒下，李阿姨还参加了多次健康宣教讲座，了解老年期情绪障碍和老年认知障碍的相关知识。

参考文献

　　[1] 上海市卫生健康委员会.关于印发《上海市家庭病床服务办法》的通知:http://wsjkw.sh.gov.cn/jcws1/20191224/7ea979d1c11c45f2a266a240f199261b.html

　　[2] Shaji KS, Arun Kishore NR, Lal KP, et al. Revealing a hidden problem.An evaluation of a community dementia case-finding program from the Indian 10/66 dementia research network [J]. International journal of geriatric psychiatry, 2002, 17(3), 222–225.

　　[3] Ramos-Cerqueira AT, Torres AR, Crepaldi AL, et al. Identification of dementia cases in the community: a Brazilian experience[J]. J Am Geriatr Soc, 2005, 53(10), 1738–1742.

　　[4] Chen ST, Siddarth P, Ercoli LM, et al. Modifiable risk factors for Alzheimer disease and subjective memory impairment across age groups[J]. PLoS One, 2014, 9(6): e98630.

第六章

根据人群与场所开展干预

第一节 人员设置

社区老年人心理健康干预应配备相应的执行人员(表11)。

表11 社区干预人员设置

	策略与活动	执行人员
心理健康教育	科普资料发放	志愿者、社区工作人员
	开展科普系列讲座	社区医师、康复医师、(老年)心理咨询或治疗师、(老年)精神科医师等
	大众媒体广泛宣传	
	开展义诊等宣传活动	
社区活动	鼓励组建兴趣小组活动	有特长的志愿者
	定期开展主题小组活动	社区医师、康复医师、(老年)心理咨询或治疗师、(老年)精神科医师等
全面提升社区支持	促进家庭支持	社区工作人员、志愿者
	培育社会支持	
	重点人群政策扶持与定期上门探望	
随访管理与转诊推荐	心理咨询	心理卫生服务人员、社会心理工作者
	进一步认知与情绪评估	社区医师、康复医师、(老年)心理咨询或治疗师、(老年)精神科医师等
	建立转诊联系和绿色通道	
	转诊推荐	

第二节 按照人群分类的干预方法

一、正常人群

正常人群是指认知功能、情绪心理评估、身体健康指标均显示正常,且尚未发现风险因素的社区居民。其社区干预方法主要以科普教育为主,促进其更主动积极地自我健康管理,增强全面健康意识和心理韧性,继续维护或提高脑健康与身体健康。

科普教育可采用的形式已如第一章所述,可采纳科普资料发放、开展科普讲座、大众媒体宣传、开展义诊等方式。

要跟据时代发展与老年人的习惯开展科普宣传,有部分老年人紧跟时代,熟练运用微信、今日头条、喜马拉雅等新媒体方式接受新的知识,那科普教育就可以在这些媒体平台上发放宣传;也有不少老人更习惯看电视、听收音机或看报纸,那么就要根据这些老人的习惯在传统媒体上宣传。

不仅是形式上要紧跟老年人的习惯开展宣传,而且在科普宣传的内容上也应注意老年人生理及心理特点。科普教育活动应结合老年人独特的生理心理特点,针对老年人关心的问题选择科普内容。很多老年人对身体健康很关注,但对脑健康、情绪问题则不以为意,提高老年人这方面的意识,不仅是告知科学的知识,还需要有打动人心的科普宣传策略与技术。

自我健康管理是一种基于个人的综合自我保健活动,通过不良习惯纠正、健康积极生活,减少健康危险因素对大脑健康的损害。生活规律化、避免不良嗜好、膳食、运动、社会交往等都是自我健康管理的内容。

二、风险因素人群

风险因素人群是指认知及情绪评估均显示正常,但存在风险因素(如烟酒史、慢性病史、饮食不合理、体重过轻或过重、近期出现焦虑抑郁症状、自觉记忆下降等)的老年居民。其社区干预方法除上述的科普教育与促进自我健康管理,还可帮助老人调整生活方式、建立各类支持系统等。

（一）社区定期开展主题小组活动

主题小组活动是由经过培训的社工或精神卫生专业医护人员根据选定的主题组织老年人开展的活动，包括健康生活模式调整干预、认知训练以及心理调适三方面主题。每个项目社区至少组建一个兴趣小组，并持续开展；每个月至少开展一次主题小组活动；活动内容需因地制宜、与本地文化相结合；鼓励老人提出自己的建议，使活动符合老人需要；联合政府多部门、引入公益组织或志愿组织，整合各类资源。

（二）各类支持系统的建立

第一，搭建家庭支持系统：①所有心理健康科普材料同时发放给老人家属，特别是成年子女家庭。②邀请老人家属及成年子女家庭共同参加老年脑健康科普教育讲座与相关活动。③开展家庭支持或互助的相关讲座，如药物使用常识、老人健康风险防范、家庭关系处理等相关讲座。④开展家庭活动，邀请老人及子女一起开展家庭关爱的集体活动，例如为老人举办集体生日会、老人家庭联谊会、老人家庭团队干预活动等，加强家人与老人的情感联系，促进家人学习沟通与关爱的技巧，培育家庭和睦关爱的氛围。

家庭支持系统的建立要重视老年人的伴侣，一方面他们本身就是老年人，需要得到关怀，参加脑健康与积极生活的科普活动对他们本身有益；另一方面他们往往是自己伴侣的最重要的支持者。对于留守或空巢老人或子女较忙的情况，建议在适当时期，如子女返家时段开展科普宣传工作。

构建家庭支持系统的目标是让家庭成员理解家庭关系与脑健康的重要性，倡导和睦互助的家庭关系，支持家人为老年人提供恰当帮助，促使老年人保持积极心态与自我健康管理。

第二，搭建社会支持系统：设立基层工作人员为协调员，如村或社区干部和工作人员、志愿者、社工、社区医护人员等，建立与老人的"一对一"支持制度。协调员应了解老年人认知功能、情绪状态与身体健康状况，能定期家庭探访。

到家庭走访时，协调员除与老年人或家人交谈外，每次可带去一些相关的知识资料和信息，用该家庭成员能够接受的语言和方式进行科普宣传。例如，将科普活动所设计的科普宣传册对老人进行逐条讲解以辅助理解。通过定期走访也可以追踪监测老年人近期情况和生活方式,为其提供针对性的咨询建议。协调员留有联系方式供老年人或其家人在寻求帮助时能随时联系上,能指导或提供建议,帮助老年人处理遇到的健康问题,必要时能提供专业转诊信息。

协调员的工作,在美国、澳大利亚等国家称之为"社工",中国的社工制度尚未完善,通常就地取材,由居委会干部、楼组长、养老顾问、社区志愿者、社区护士等社区工作人员承担。

三、风险人群

风险人群是认知及心理健康状况评估显示存在抑郁、焦虑或认知功能损害的老年居民。对这类人群的社区干预包括针对风险人群科普教育、家庭支持、社区干预、必要时的医疗干预等,其目的在于改善和促进老年人的心理健康状况,预防疾病发生。

(一)针对风险人群的科普教育

形式:发放科普宣传资料或平台链接、开展科普系列讲座、大众媒体宣传。

对象:社区中的老年风险人群及他们的照护者。

内容:老年期认知障碍的常见风险防范与干预,如认知障碍的早期识别;老年期抑郁、焦虑的干预及与认知障碍的关联;老年人脑健康保健知识;老年人如何为自己防治认知障碍寻求帮助;家庭或机构照护者注意事项。

(二)生活模式调整

社区可通过定期开展主题活动来帮助老年风险人群调整生活模式。主题小组活动可由经过培训的社工组织开展,还可与社会公益组织合作,活动内容围绕饮食、运动和其他有益老年人身心健康的兴趣爱好等。特定的主题活动需定期开展,以帮助社区老人调整适应不良的生活模式,可以包括小组认知和技能培训,个案辅导,家庭咨询等多种方式。

(三)建立社区支持系统

社区可帮助老年风险人群建立支持系统,提升社会支持。主要内容包括建立基层工作人员与相应老年人的"一对一"联系,老年人及家属能随时联系到工作人员寻求帮助,同时相应人员还需对社区中的风险老人进行定期走访,随时了解并记录风险老人的认知功能、精神心理状态与身体健康情况,指导解决老人遇到的困难和问题,同时也给家庭必要的支持与协助。

(四) 医疗干预

必要时包括针对轻度或焦虑或认知功能受损等风险问题,由社区医师或专科医师给予老年人药物干预、心理支持、中医治未病指导等。

(五) 针对风险开展社区干预

评估检查有风险的老年人,鼓励积极社区活动或支持性干预。干预方式包括综合健康干预、中医干预、运动干预、认知激活、社会心理干预、团体干预。

四、疾病状态人群

针对综合健康干预内容,更密切进行居家支持与跟踪,支持家庭照护者。建立基层工作人员为协调员(社区干部和工作人员、社工、志愿者、社区医护人员等为基础的普通人团队)与抑郁状态、焦虑状态及认知障碍可能的老年人,建立"一对一"联系登记制度。

发放"求助联系卡":卡上记录登记协调员联系方式及老人信息,让老年人及家属能随时联系到协调员寻求帮助,了解老年人认知损害、精神心理状况与进展,指导解决老年人遇到的困难和问题,给予家人支持。

鼓励老年人与家庭照护者参与社区干预活动,建立对老年人的定期走访记录制度。

(一) 针对疾病状态老人的科普教育

可小范围、持续在社区开展针对疾病状态老人的科普教育,建议家庭成员共同参加。

(二) 疾病状态老人的生活方式调整

指导解决老年人的困难和问题,给予家庭支持。建立对老年人的定期走访记录制度,建议每两周走访一次,走访每次至少 15 分钟。

社工或协调人对疾病状态老人进行支持与援助,并告知老人与家属,有必要时可向(老年)社区医疗团队、(老年)精神科医师或其他临床专家求助。

制订填制式表格,请走访员在每次走访时填写,填写内容包括老人在本次走访时的基本情况,与上次相比老人的情况变好(坏)的原因说明,协调员是否对这一原因进行干预,例如由家庭纠纷所致,是否对其家庭关系进行了相应的调解工作等。

在走访中每次带去针对该老年人身体及心理健康相关的知识和信息,用老人或其家庭照护者能够理解的语言和方式进行宣传,帮助老人与其家人提高身心健康自我管理能力,如有科普活动所设计的科普宣传册,可以对老人与家庭照护者进行针对性详细讲解,以帮助他们理解。

在走访中每次均应强调老人或其家人在面临问题时可以与自己联系,将所制的联系卡上的信息与老人再次强调与确认,使得老人在遇到紧急情况时知道如何求助。参与走访的工作人员可定期开展座谈,相互交流走访经验。

(三)重点人群政策扶持与定期上门探望

社工或协调人可帮助贫困、空巢、失能、失智、计划生育特殊家庭和高龄独居老年人积极争取当地民政、残联相关帮扶和优待政策,例如高龄补贴、贫困救助、残疾评定与补贴等。要求对这部分老人至少每月上门探望一次,了解老人生活方面、认知功能、身体健康及情绪方面情况,进行必要的疾病管理和情绪调节。在老年人生病住院、家庭出现重大变故时及时支持与联络资源。

建议重点人群老人至少每月上门探望一次。

(四)随访管理与转诊推荐

针对对象:心理健康评估结果为疾病状态的人群。

心理干预:利用社区已有的心理卫生服务人员以及社会上心理工作者,为有需求的老人提供心理辅导、情绪疏解、创伤抚慰、家庭关系调适、情绪管理、行为纠正等方面的心理干预服务。

进一步认知功能评估:建立社区随访管理名单,由医师做进一步认知与情绪的评估和随访,以明确是否需要向上一级医院的专科门诊转诊。认知功能的评估可以进一步采用简易精神状态量表、蒙特利尔认知评估量表等进行评估。心理状况与情绪的评估可在下次随访时用同样的量表或其他心理学量表进行评估。

建立转诊联系机制和绿色通道:建立社区医师与上级有资质的医疗机构的转诊联系机制和绿色通道。

转诊推荐:经过社区随访管理与进一步评估后,对于认知功能受损的老年人,建议通过定向转诊去(老年)精神科门诊、神经内科记忆门诊、老年科记忆门诊等专科机构;对于焦虑状态、抑郁状态或精神心理疾病状态的老年人,建议定向转(老年)精神科门诊、心理专科门诊或心身专科门诊,在专科开展进一步检查,明确诊断,并及时治疗,实现疾病的早发现、早诊断、早治疗。

(五) 针对风险开展社区干预

评估检查有加重疾病风险的老年人,鼓励积极社区活动或支持性干预。干预方式的选择包括综合健康干预、中医干预、运动干预、社会心理干预、认知激活或训练、团体干预等。

第三节　分不同场所开展干预

一、居家自我健康管理

可借鉴上海市14个部门联合发布的《关于加强本市社区健康服务促进健康城市发展的意见》,其中提及"加强居民自我健康管理":①鼓励社区居民参与居民健康自我管理小组,不断扩大居民健康自我管理活动的覆盖范围和受益人群。②推进健康自我管理活动多元化、规范化发展。建立发展慢性病、多发病等社区专病自我管理小组,引导社区卫生服务中心家庭医生、社会体育指导员主动参与指导小组活动。③开展"全民健康生活"行动,倡导"每个人是自己健康第一责任人"的理念,提升全体居民健康意识、健康素养与自我管理能力。④打造一批传播健康生活理念的居民学习团队,培养健康团队骨干,培育健康生活宣传达人。推进健康家庭建设,引导家庭成员践行健康文明的生活方式。⑤探索居民自我健康管理积分奖励制度,居民健康账户中健康积分记录,可兑换健康相关服务或产品,激励居民主动做好自我健康管理。

二、长期护理险

长期护理险简称长护险,个体由于年老、疾病或伤残导致生活不能自理,需要在家中或疗养院治病医疗可由专人陪护。上海市于2018年1月起开展长护险支持,正在向全国各地推出。一般来说,符合以下条件人员可申请长护险:年满60周岁以上、职工医保人员中已按照规定办理申领基本养老金手续的人员和居民医保人员,且经老年照护统一需求评估、失能程度达到评估等级2~6级的长期险参保人员。享受长护险人员在照护期间的服务费用80%以上由长护险基金支付。

长护险上门主要为社区居家照护服务模式,由护理站、社区养老服务机构等为居家参保人员提供上门照护或社区日间集中照护等医疗护理服务,提供基本生活照料。具体服务项目有42项,涵盖基本生活照料与常用临床护理两类,如头面部清洁梳理、沐浴、协助进食进水、排泄和失禁护理、生活自理能力训练、鼻饲、造口护理等。

三、家庭病床

家庭病床服务是指对需要连续治疗,但因本人生活不能自理或行动不便,到医疗机构就诊确有困难,需依靠医护人员上门服务的患者,以居家、居住的养老服务机构为主设立病床,由指定医护人员定期查床、治疗、护理,并在特定病历上记录服务过程的一种卫生服务形式。家庭病床的建立使医务人员走出医院大门,最大限度地满足社会医疗护理要求,既有利于促进病员的康复,又可减轻家庭经济和人力负担。

家庭病床是顺应社会发展而出现的一种新的医疗护理形式,其服务的内容也日益扩大,包括疾病普查、健康教育与咨询、预防和控制疾病发生发展;从治疗扩大到预防,从医院内扩大到医院外,形成了一个综合的医疗护理体系。

家庭病床服务模式是居家养老的重要途径,各省市以不同的形式开展。上海市家庭病床主要依托社区卫生服务中心、全科诊所和设有全科医疗科诊疗项目的门诊部等有资质医疗机构,从事家庭病床服务的医师、护士、康复等人员,应具有相关的注册执业资质,并具有2年以上临床工作经历,能独立开展工作。家庭病床服务对象应当是诊断明确、病情稳定,适合在居家、居住的养老服务机构为主的条件下进行检查、治疗和护理的患者。

家庭病床服务主要包括以下内容:①上门服务。按照要求,为患者提供上门服务,进行上门评估建床、上门出诊、常规上门查床诊疗、上门检查、护理、治疗、换药、拆线、导尿等服务。②检查项目。一般有血常规、尿常规、粪常规等常规检查,心电图、超声,血糖监测、肝肾功能、血脂等项目。③基础护理项目。根据医疗机构条件,一般有肌内注射、皮下注射、压力性损伤护理、吸氧、雾化吸入、静脉滴注、静脉注射、慢性伤口护理、普通造口护理、疑难造口护理、特殊造口护理等。④康复项目。各类物理治疗、作业疗法。⑤中医项目:提供针刺、灸法、推拿等临床安全有效,适宜在家庭病床中开展的中医非药物疗法。⑥药品服务项目。根据患者病情并按照相关规定合理开具西药、中成药、中药饮片。⑦指导评估服务项目。按照患者病情,提供慢性病健康指导、护理指导、肢体康复指导、功能康复指导、康复辅助器具使用指导、康复评定、中医养生指导等。⑧安宁疗护服务项目。定期进行居家探访,协调家庭病床患者的治疗和照顾方案,提供不同的支持治疗,减轻患者痛楚、舒缓不适,并以药物及其他辅助方法尽可能地舒解身体各种疼痛和其他不适,维护患者的尊严,让患者安静、安详地走向生命的最后阶段等。

四、智慧健康小屋

智慧健康小屋是作为社区健康服务体系的关口延伸被纳入2019年上海市政府实事项目。目前在上海市已落成85座智慧健康小屋,致力于为居民提供集健康自检、自我健康管理、获得健康指导与针对性干预、疾病早期干预的一站式服务,着力实现不同形态、功能完备、标准统一,满足不同人群需求。

智慧健康小屋能检测健康体征指标,提供肺活量、握力、纵跳、反应时间等13项国民体质测试,针对不同年龄层出具详细报告,并将每项运动都与人群正常值进行对比,报告底端还附上来自体育专家的建议。这个既有"人工智能"又有自我健康管理功能的智慧健康小屋,可成为社区老人"日常打卡"的健康基地,正向江浙地区以及全国推广。

五、日间照护机构

日间照护机构以上海市为例。上海市为老年人提供社区老年人日间照护机构,机构建设、管理和发展坚持需求导向、照护为主,政府主导、社会参与,放开市场、建管并举的原则。单独设置的日间照护设施建筑面积一般不低于200平方米,郊区可以适当增加建筑面积。

日间照护机构应涵盖以下区域:①生活服务区域,用于休息、就餐及生活照料,提供助浴服务的,应当设置洗浴间。②保健服务区域,用于基本康复训练、心理保健服务、简单医疗服务。③公共活动区域,用于阅览、娱乐社交活动。④服务保障区域,用于日常管理和后勤服务。

日间照护机构的服务内容有:①提供生活照料、生活护理、膳食供应、精神慰藉、认知干预和社交活动等日间托养服务。②通过与医疗服务机构签约合作等方式,提供健康管理、预防保健、医疗护理等医养结合服务。③根据老年人需求,提供交通接送、生活辅助,以及早托、晚托等个性化服务。④依托日间照护机构的专业能力,上门开展居家照护服务和社区支持服务。

六、社区为老服务中心或"记忆家"

上海市依托社区综合为老服务中心等设施,建立社区老年认知障碍支持中心,也有社会组织成立"记忆家",通过合理配置资源,建立健全老年认知障碍友好支持网络,支持内容主要是开展健康教育,普及认知障碍知识,提高社区居民对老年认知障碍的正确认识;通过开展"风险测评",掌握本社区老年认知障碍人群的基础情况,以进一步实施早期干预,为认知障碍老年人提供非药物干预训练和早期照护服务。

如上海市徐汇区华漕社区综合为老服务中心设置老人活动室,分设为棋牌益智区、DIY手工区、影音娱乐区、康健理疗区,同时采用场景式布景,增添老上海小物件、记忆相册等,重拾流年往昔,唤醒沉睡记忆,组织益智小游戏、手工小制作、体感智能运动等,展示老人日常活动风采,通过零距离的贴心服务,营造家庭般温馨氛围。同时也整合资源,利用第三方一体化专业照护平台,提供日间照料、认知障碍友好社区建设、便民服务、长护险等一系列服务项目。

社会组织上海尽美长者服务中心,则在上海市浦东新区、长宁区、静安区、闵行区、奉贤区等6个区14个街镇成立了"记忆家——社区认知障碍家庭支持中心",推动老年认知障碍友好社区建设,为社区居民提供认知障碍的科普宣传、筛查评估、家庭支持和专业照护为一体的整体解决方案。在日常的服务开展过程中,针对社区内的健康老人,上海尽美长者服务中心设计了社区脑力总动员的大型互动健脑活动,通过举办科普讲座和健脑大赛的形式,普及老年认知障碍基础知识,同时培养老年人的健脑习惯,帮助有需要的老年人开展风险测试与认知功能评估;针对评估后发现的认知障碍高风险群体或疾病人群,"记忆家"提供以生活赋能为主的非药物干预训练,包含粗大动作、精细动作、感官刺激、情绪沟通、认知逻辑、视觉空间六大纬度,通过定期评估监测干预效果,调整干预方案;针对认知障碍的家庭照护者,"记忆家"提供家属增能坊和家属分享会的服务,为家庭照料者提升照护技能,缓解照护压力。

七、社区卫生服务中心

社区卫生服务中心可为老年人提供认知障碍的早期筛查、初步识别诊断、分级转诊等服务(图9)。社区卫生服务中心数量多且覆盖广,人员配置也在逐步完善。以上海市为例,截至2015年,245家社区卫生服务中心配置有约4000名家庭医师,能为约半数上海居民提供健康管理服务。因而,社区卫生机构有条件为认知障碍的基层筛查评估和后期转诊工作。

社区筛查所落实的人口覆盖面更广,可缓解上级专科医院的接诊压力,从

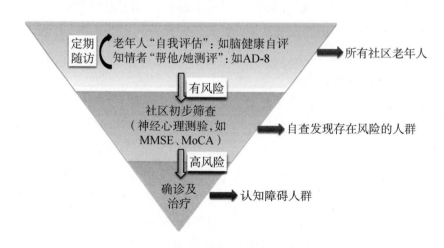

图9　社区筛查与初步诊断流程图

而更有效地推进认知筛查工作；同时也节约就诊时间、经济和人力成本。社区医院可通过开展筛查，采用相对简单且易操作的基础认知测验筛查与评估，将高风险认知障碍人群快速识别并高效转诊，提升了后期诊断与治疗的效率。国外研究发现，社区健康养护机构人员经过专业培训后，有效预测阿尔茨海默病，且预测概率高达66%，其中重度痴呆相比轻度认知损害更容易被识别。

参考文献

［1］李志武，黄悦勤，柳玉芝. 老年人认知功能下降的影响因素［J］. 中国全科医学，2008，11(2)：174-176.

［2］沙李菊，王彤，王蔚，等. 运动对阿尔茨海默病患者的影响及其作用机制的研究进展［J］. 实用心脑肺血管病杂志，2020，28(06)：100-104.

［3］Andrew SP, Lim MD, Matthew K, et al. Sleep fragmentation and the risk of incident alzheimer's disease and cognitive decline in older persons［J］. Sleep, 2013,36: 1027-1032.

［4］Potvin O, Lorrain D, Forget H, et al. Sleep quality and 1-year incident cognitive impairment in community-dwelling older adults［J］. Sleep, 2012, 35: 491-499.

［5］Wang ZX, Ma CY, Han HJ, et al. Caregiver burden in Alzheimer's disease: Moderation effects of social support and mediation effects of positive aspects of caregiving［J］. International Journal of Geriatric Psychiatry, 2018, 33(9).

［6］上海市人民政府办公厅转发市卫生健康委等十四部门《关于加强本市社区健康服务促进健康城市发展的意见》的通知，2019-2-12，http://wsjkw.sh.gov.cn/zcwjjzqk01/20200422/1402d4af2e6a4c88bf186e5a2fb189ab.html

［7］关于推进本市智慧健康小屋建设的通知，2019-10-27，http://wsjkw.sh.gov.cn/jcws2/20191028/0012-66097.html

第七章

家庭或社区系统支持干预

第一节　家庭照护者支持

老年认知障碍患者的照护负担是目前乃至未来很长一段时间中国社会面临的巨大挑战。在我国，长期家庭照护为家庭带来了巨大负担，尤其影响照护者的身心健康，也带来了家庭经济收入水平降低的客观负担。尽管面临巨大压力，我国仍有90%照护者选择居家照护患者的传统方式，这是社会文化因素和医疗支持模式双重作用下的实际情况。照护者往往面临主观及客观负担，如果照护者缺乏对患者症状的认识，患者问题行为可能会导致照护者手足无措，从而产生误解并引发双方负面的情绪。这会削弱照护者对症状的有效反应，也造成了照护者的主观压力，使其情绪心理和身体健康受到极大的影响。

一些发达国家已经采取各种支持手段辅助老年认知障碍患者的家庭照护。以澳大利亚的支持服务模式为例，他们将认知障碍护理列为社会福利的范畴，家庭照护者可定期接受培训、享受照护津贴、申请暂托护理；对于患者的行为问题，服务支持体系也提供规划个性化的行为管理指导建议。英国伦敦大学也发表系列研究，阐述痴呆照料者的心理干预规范化操作方法。

我国目前也正在搭建基于社区的家庭支持系统：①给老人及其家庭成员，特别是成年子女，发放脑健康及认知障碍科普材料。②邀请老人家属及成年子女家庭共同参加老年科普或家庭赋能等相关活动。③开展家庭援助与家庭分享等团队活动，开展讲座、比赛、增能等活动，倡导与帮助家属为老年人提供支持，使老年人保持积极的状态。

如前文所述,家属培训及活动,是为增加家庭照护能力。老人的伴侣尤其要注意针对性地开展支持。培训可采用专题讲座或者团队活动形式,主题有:照护压力应对与情绪调节、患者行为问题的发生原因、照护积极行动、照护过程中的沟通互动技巧、照护技能的学习与实践应用等。家庭及照护者支持主要由专科医院专家、医师、心理治疗师及咨询师进行,干预场地可选择社区活动中心或健康小屋等采光较好且容纳量大的场所。

下文具体列举两种常见的支持策略。

一、呼吸训练

听音乐、绘画或锻炼都是常见的减压策略,而压力大时照护者的居家训练也可以采用呼吸放松法,这一训练可以每天在压力情境中坚持练习。当感到压力时,人体呼吸会变得快速急促。呼吸训练过程中,首先需要寻找一处舒适的环境,可以是平躺于床上,也可以坐在凳子上;然后深吸气,通过呼气释放紧张,完成一轮呼吸;再持续一段时间的深度呼吸,过程中仅把注意力放在呼吸上而忽略外部干扰。

二、患者行为问题的应对

对于社区中一些因认知障碍或精神障碍而不能自理的老人,其家属照护者或外聘阿姨保姆往往会对其行为问题一筹莫展。尤其是一些认知障碍患者常出现精神行为症状,使得照护者出现压力、抑郁和焦虑的风险加大。当照护者缺乏对认知障碍患者的照护知识,照护方式不当,以及照护者因为照护困难感到压力或抑郁时,在沟通方式、护理方式方法上可能就会出现偏差,如愤怒、责备或过于严厉的语气,这些都会触发更多行为问题或使行为障碍恶化。

基于这些理解,可开展针对照护者的支持性干预:首先理解行为背后的目的,比如痴呆老人很难理解自身感受或表达自己,在受到忽视时很希望得到支持或是博得关注,就会反复给照护者打电话从而造成困扰。要知晓行为背后的原因并了解其目的,照护者需要尝试学习行为记录:关注患者的哪些行为,一天中发生几次,通常什么时间段发生,行为前后和过程中患者的情绪状态和照护者的反应分别是什么,当前行为是否想要逃避或掩盖什么潜在的恐惧或危机。此外,要重点关注患者与照护者互动行为前后的具体内容,比如行为发生的环境、时间、事物线索、双方情感状态、患者敏感或容易触发的事物、触发后的反应强度和适宜性等。了解完行为背景的基础信息之后，就可以试试更改行为或情绪的触发点，更改照护者的反应方式，监测在此过程中患者的问题行为是否增多、维持或减少，以此来慢慢调整照护模式，建立积极的照护互动循环，帮助照护者积极应对患者的问题行为，也同时提高双方生活质量。

第二节　社会系统支持家庭照护者

如前文所述，基层工作人员，包括村或社区干部、社工、楼组长、志愿者、社区医生或护士等可作为协调员或社工，与老人"一对一"联系与支持。这个社会支持体系，可发挥对家庭照护者的支持，让家庭照护者能随时联系到协调人或社工寻求帮助，指导家庭照护者解决老年人遇到的困难和问题，给予必要的信息与资源转介。

协调员在走访中，除了了解目标老年人的身心健康与变化，还需关注照护者的状态。身心健康相关的知识和信息，不仅适用于老年人，也注意对照护者提供支持性的资料与信息。对照护者不能理解的内容详细解释，或示范应用，为照护者提供针对性的咨询建议。

社工或协调员对有风险的老人每月走访一次，对疾病状态人群每两周至少走访一次。要注意其家庭支持与照护的能力及变动。如家庭照护者自身遇上困难和问题，不能维持原有的照护服务，要注意补充资源链接，或者增加直接的服务支持。

"结对子"走访前需制订填制式表格，请协调人在每次走访时填写，不仅填写老年人相关的内容，还需填写家庭照护者的情况。参与走访的工作人员可定期开展座谈，相互交流走访经验。

此外，缺乏家庭照护的重点人群要着重政策福利扶持与定期上门探望，以帮助贫困、空巢、失能、失智、计划生育特殊家庭和高龄独居老年人积极争取照护与支持资源。每个月上门探望，了解老人认知功能、身体健康以及情绪状况与变化，进行必要的健康管理与支持。

【案例故事】

老李退休前是工程师，爱读书、看报、下象棋，可是近3年他的认知功能明显退化，被确诊为阿尔茨海默病。老李目前不再看报，话也变少了，已经叫不出妻子和儿子的名字，多次出门后找不到回家的路，其老伴王阿姨已不敢让老李独自出门，现在老李总是一个人呆呆地坐着。由于目前老李生活不能自理，无法完成穿衣服、洗脸刷牙、洗澡等事情，王阿姨被迫承担起照护者的责任，常常一天从早忙到晚。有时候老李晚上不睡觉，吵闹，称要回小时候的家，王阿姨还要耐心安抚很久他才能平静下来。除了睡眠外，老李变得胃口差，有时候无原因的一口饭都不吃，体重明显减轻。反复的折腾让王阿姨感觉每天都很疲惫，她几乎将自己全部的时间用来照顾老李，以前热爱的广场舞也没精力跳了，她觉得生活变得一团糟，自己的情绪也变得比较低落。

后来，王阿姨所在的社区响应联合国世界卫生组织提出的认知障碍国家行动计划，开始全力创建"认知障碍友好社区"。社区开展了"认知障碍老人专业照护培训"，其中一个内容让王阿姨记忆深刻——"应该采用怎样的沟通方式与认知症老人交流才能给予他们最大的理解和尊重"，通过学习和实践，王阿姨感觉和老李沟通的效率有提高，老李发脾气不讲理的时候变少了。平时社区还会提供一些针对认知障碍老人的干预课程，定期有社区医师上门为老李进行评估，社工志愿者们也时不时过来帮忙，社工的支持让王阿姨松了口气，感觉有了一些自己的时间，情绪也恢复了正常。

参考文献

[1] Livingston G, Barber J, Rapaport P, et al. Long-term clinical and cost-effectiveness of psychological intervention for family carers of people with dementia: a single-blind, randomised, controlled trial[J]. Lancet Psychiatry, 2014, 1: 539-548.

[2] 福田雅美，吕晓珍，李涛，等. 一年内诊断为阿尔茨海默病患者照护者的负担及相关因素[J/OL]. 中国心理卫生杂志，2020(7)：572-577.

[3] 刘晓慧，杨玉岩，薛喜娟，等. 失能老人家庭照护质量与照顾者负担的相关性[J]. 中国老年学杂志，2019，39(16)：4081-4084.

第八章

综合健康干预

第一节　慢性疾病控制支持

糖尿病和高血压是常见的社区慢性病,如果不能有效控制,常会引起心、脑、肾等器官功能损害。长期、有效、合理地服用降压或降糖药物是控制病情、减少并发症、提高生活质量和生存率的重要保证,患者的遵医嘱行为是取得疗效的基础和关键。这些慢性病史是老年人认知障碍的风险因素之一。随着年龄增加,许多老人因受许多慢性病的影响而认知功能逐渐退化,发生阿尔茨海默病的危险性也逐渐升高。因此,由社区街道居委干部及社工定期开展慢性疾病控制的电话监测是必要的。

社区可通过体检建立慢性病专项电子档案,记录区域内慢性病患者用药情况,同时社区电话,询问的内容包括:①已有慢性病的近期情况;②近期服药的不良反应;③药物使用是否遵医嘱;④配药取药是否存在阻碍;⑤是否存在不明原因的身体不适有待进一步检查。

如果发现患者病情不稳定、恶化或存在其他不适症状,可及时通过电话询问反馈给社区医院,安排社区医师巡诊随访或引导其规范用药,并将结果及时填入电子档案中的监测日志。必要时社区医院可针对患者慢性病情况与上级医院展开联动,通过快速转诊通道及时就医,以便共同制定后期治疗计划。

第二节　服药依从性教育与管理

服药依从性是接受、同意并正确地执行治疗方案,包括准确的服药时间、剂量和复诊时间,以及遵守个别药物的饮食限制。

社区要定期监测老人的药物依从性,针对这一话题展开讲座等科普教育,内容事例如下。

（一）科普服药的重要性

有些老人认为"是药三分毒",因此即使病症未消除,可能只是稍有好转,便开始停药或减少剂量,但这一操作应遵照医嘱方可执行。因为很多研究显示,即使一周出现漏服1~2次药物都可能影响疗效。如果药物存在不良反应,也一定要与主治医师商量换药或调整解决不良反应。

（二）服药前了解药物信息

药物剂量多大,一次服用几颗,多久服用一次,饮食与存储限制。

（三）服用药物提醒

一些老人可能会忘记服药的事情,可以制定时刻表,让自己习惯于某个固定服药时间,每次服药后做好记号以免重复服药。也可以备好分装药盒,按照闹钟提醒吃药。如果一些老人记性不好,经常漏服药,可让熟悉的亲友或照护者提醒服药。

部分患者由于忙于工作而忘记服药,或症状改善后由于惰性而减少、停止服药。基于此,也可依托智能设备提供服药管理,解决依从性差的问题。市面上有智能产品首创自动配药和综合提醒专利技术,患者只需进行扫描加药,机器便能根据药物说明书自行设置默认的服药时间和服药量,用户亦可根据医嘱安排进行手动设置。临近服药时间,在数分钟内便能将大小不同、形状各异的多种固体状药品自动分配好,并通过仪器提示功能以及APP、微信、电话等多重渠道向用户发出用药提醒,保证其准时准量地服药。同时,智能设备也可以通过服药自评、医疗诊断及病程记录等信息的录入,实施有针对性的个性化健康指导服务,并及时发现身体的异常变化,便于患者及早进行就医诊断。

第三节　社区医师规律预约与诊疗

社区医师是直接面对社区来源患者的接诊医师,其负责及时和准确的识别社区认知障碍风险的老年人,继而做出状态诊断以转诊至专科医院诊治,也可指导社区患者的医疗诊治过程,简化社区来源患者的就诊流程,有助于后续可控风险的管理。

社区医师的预约渠道如下。

1. 社区医师、居委会的转诊联动:居委会根据社区患者的慢性病、服药依从性、体检记录、认知及情绪初步评估等情况,筛选存在风险的人群反馈于电子档案中,建立社区随访管理名单并及时沟通社区医师查看档案详情,主动电话联系社区患者来到社区医院就诊,对病情做进一步识别与严重程度评估,如果患者不便则做好出诊准备;社区医师做进一步认知与情绪的评估和随访,以明确是否需要向上一级医院转诊,同时建立社区医师与上级医疗机构的转诊联系机制和绿色通道,实现心理疾病的早发现、早诊断、早干预、早治疗。

2. 老年人自己发起:患者自己或陪护家属也可前往社区卫生服务中心挂号预约社区医师识别病情,了解潜在风险与评估严重程度。

第四节　社区老人运动及睡眠情况监测

科学睡眠和锻炼可促进脑神经的联系和提升脑储备功能,从而减少和预防痴呆的发生。运动是美国食品药品监督管理局(FDA)唯一推荐可以延缓轻度认知功能障碍转化为痴呆的非药物干预方法,可通过减少脑内β淀粉样蛋白的过度沉积,促进海马神经发生和生长因子水平等。失眠的表现形式包括入睡困难、易醒、早醒以及矛盾性失眠,且失眠与抑郁常常相互影响,长期失眠是老年期抑郁障碍的危险因素,各种形式的失眠也是抑郁障碍的残留症状,睡眠质量的下降也与认知损害的严重程度相关。因此,睡眠与运动都是生活方式健康管理的重点。

社区老人的运动及睡眠监测十分必要,社区工作人员及志愿者可定期通过电话询问或上门探访形式,了解社区老年人的睡眠情况与近期运动状况,根据老年人的情况,通过改善其运动与睡眠,促进脑健康与心身健康。

睡眠状况可通过以下几个问题来评估:过去一个月您觉得您的睡眠足够吗,您睡觉的时候容易醒吗,在过去一个月里您使用过安眠药来帮助睡眠吗,您是否经常上床之后睡不着,您是否有晚上睡了而白天仍然想打瞌睡……

运动状况则可询问:过去一个月您运动频率是一周几次,您能保持定期运动的习惯吗,您一般进行什么类型的运动,您每天运动多久,您运动完是否有不适反应。同时也要监测社区老人的身体状况与疾病是否适合当前自己选择的运动量与运动方式,联合社区医师及专科医师开展健康运动科普。

老人居家睡眠及日常运动状况的监测也可依托智能设备,如智能手环可以监测日常行走步数和统计每日运动热量,也具备睡眠状态记录功能,可通过内置的加速传感器和心动心率传感器更准确地感知睡眠情况,有些设备还配置了LED红光和LED红外光,可检测血氧含量,分析深度睡眠、呼吸、心动等数据。睡眠深度一般是以身体活动减少和感觉灵敏度降低作为衡量指标。

第五节 综合健康干预流程图

与家庭社区支持结合,综合健康干预的示意图如图10。

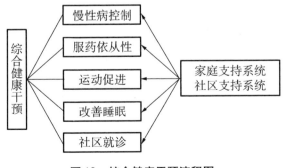

图10 综合健康干预流程图

【案例故事】

李大伯今年81岁，患有高血压、糖尿病和轻度阿尔茨海默病，日常需要在家属提醒下坚持服药控制慢性病，如果不及时提醒就会忘记服药。社区会定期通知他体检，帮他建立了慢性病专项电子档案。每个月都会由社工打电话去李大伯家询问最近身体情况，吃药以后有没有不良反应，药量够不够，配药取药有没有问题，身体有没有另外不明的不适症状。李大伯的家人也很配合与社工沟通电话。前些天他们反映说大伯吃完药有一些恶心乏力症状，可能与前些天新换了几种药有关，不知道是否是多种药服用后有相互反应造成的。社工接到这一风险反馈后，通知社区医院的医生巡诊随访，医生发现李大伯由于睡眠不好总是会在夜晚吃些额外改善睡眠的药，而他新换的其他药物中也有成分与睡眠药相似，这可能是引起其不适的原因，便引导其规范用药，果然情况有了显著的好转，医生将结果及时填入电子档案中的监测日志。此外，医生还听到李大伯家人抱怨说吃药很麻烦，每次多种药物规整很烦琐，而且有时候某种药吃完了才发现还要急匆匆去配，家庭医生就建议他们配备一个"一周药盒"，每次提前一周备好下一周的药量，清点药物余量，以免出现缺药情况；如果出现缺药情况也可以及时沟通并提供帮助。此外，考虑到李大伯晚上总是睡不着、运动量少基本不出门，医生建议他每周都坚持运动，每天至少运动20分钟，比如饭后在家人陪同下出去散散步、做做操，睡觉时戴上睡眠手环监测深睡眠质量、入睡情况、睡觉时长等信息，并记录服药情况，监测睡眠与药物反应、身体状况等多重信息，以便于后续诊疗。

参考文献

[1] 上海市卫生健康委员会关于印发《上海市家庭病床服务办法》的通知：http://wsjkw.sh.gov.cn/jcws1/20191224/7ea979d1c11c45f2a266a240f199261b.html

[2] Shaji KS, Arun Kishore NR, Lal KP, et al. Revealing a hidden problem. An evaluation of a community dementia case-finding program from the Indian 10/66 dementia research network[J]. International Journal of Geriatric Psychiatry, 2002, 17(3): 222-225.

[3] Ramos-Cerqueira AT, Torres AR, Crepaldi AL, et al. Identification of dementia cases in the community: a Brazilian experience[J]. Journal of the American Geriatrics Society, 2005, 53(10): 1738-1742.

[4] Chen ST, Siddarth P, Ercoli LM, et al. Modifiable risk factors for Alzheimer disease

and subjective memory impairment across age groups[J]. PLoS One, 2014, 9(6): e98630.

[5]赵玫,李涛,吕晓珍,等. 不同阶段认知障碍患者居家照料负担比较及影响因素研究[J]. 中华健康管理学杂志,2016,10(1): 26-30.

[6]钱晨光,徐薇,杜娟. 城市失能老人家庭照顾者感受的质性研究[J]. 中华全科医学,2014,12(1): 97-98,110.

[7]孙飞,仲鑫,李霞. 认知症友好社区的建设和发展:中美社区案例的比较分析[J]. 中国护理管理,2019,19(9): 1295-1301.

第九章

中医干预

第一节　中医对认知障碍的观点概述

中医将认知障碍归属于"呆病""文痴""善忘""郁证""癫证"等范畴。传统医学对认知障碍没有非常明确的提及,但据文献记载,各个时期对认知功能障碍的描述却较为丰富,目前主要以"健忘"来定义认知障碍,而对健忘最早的记载始于《黄帝内经》,提出了多种治疗健忘的基本理论,如《灵枢·本神》说:"肾藏精,精合志;肾盛怒而不止则伤志,志伤则喜忘其前言。"张仲景在《黄帝内经》基础上进一步发展瘀血致忘的病机,认为"阳明证,其人喜忘者,必有蓄血"。明清时期,王清任在《医林改错》中指出:"灵机记性在脑者,因饮食生气血,长肌肉,精汁之清者,化为髓,由脊骨上行入脑,名曰脑髓。"

当代的中医学者经过了多年的认识和实践,对认知障碍的中医病因病机在认识上也逐渐达成了共识,目前普遍认为该病主要以虚、实两端为主,本虚标实兼夹证较为多见。在虚证领域,主要包括气血不足和肾精亏虚;在实证领域,则主要包括痰浊阻窍、瘀血阻络、热毒内盛、腑滞浊流等。该病病位主要在脑,病机则主要以肝脾肾等脏腑功能失调,肾精亏虚,脑内髓海失养,痰瘀互结,从而上蒙清窍,出现认知功能障碍。

中医"治未病"的理论,即早期预防认知障碍,对于目前尚缺乏公认有效的治疗西药情况下,运用中医手段进行有针对性的早期干预,以期为防治老年认知障碍的发生发展提供一种选择,对于延缓痴呆的发生有着重大的意义。

第二节 中医对认知障碍的诊断分型

辨证论治是我们中医学的特点,但目前众多研究中并没有关于认知障碍的中医证型的诊断标准,大多还是以西医的诊断标准为参考。随着近年来各位学者在这个问题上越来越重视,初步形成了一些统一的辨证分型。目前比较公认的、常用的是田金洲教授的轻度认知损害临床研究指导原则,根据中医的症候和舌脉分为7个证型,分别是:肾精亏虚型、痰浊阻窍型、瘀血阻络型、肝阳上亢型、热毒内盛型、腑滞浊流型、气血不足型。研究发现MCI的主要证候特征是肾精亏虚证、痰浊蒙窍证、瘀阻脑络证。随着年龄的增长,肾虚髓减程度加重,认知损害也越明显,且痰浊蒙窍合并肾精亏虚、痰浊阻窍、气血不足证等复合证候较为常见。

第三节 中医防治认知障碍的方法

根据中医理论,目前并没有逆转患者大脑痴呆、返聪复明的药物。由于脑血管病是认知障碍的风险及促发因素,目前中医对于认知障碍的治疗主要以活血、化痰、补肾填髓为治则。

有部分学者探讨以临床常用中成药或自拟方对本病进行治疗及临床疗效观察。如田军彪等采用化浊解毒活血通络法(石菖蒲、黄连、郁金、川芎、地龙、丹参等)治疗轻度认知功能损害的老人,而吴冬月等以补肾化痰法治疗轻度认知功能损害的患者,都显示有一定疗效且安全性良好。

中医经方治疗也是常用方法。郭仁真等以黄连温胆汤治疗轻度认知功能损害的老人,研究结果提示黄连温胆汤对患者的认知功能与实验室指标都有一定程度改善。并且根据中医"调心方"理论,中国首个专治认知障碍的中药复方——参枝苓,已通过了中国食品药品监督管理局的认证,可用于治疗老年认知障碍。

针灸治疗也是中医一大特色。近年的研究发现,针灸对于改善轻症患者相关认知、记忆能力、生活自理能力等有一定的作用。中医学认为认知障碍的病位在脑，补肾填精是主要治疗原则。有研究提示，针刺太溪穴可以通过刺激大脑额叶、颞叶、扣带回等区域神经元改善认知功能，其他一些穴位，如太冲、合谷、四神聪、内关、丰隆等，也有改善认知的作用。

除常规治疗手段外，中国传统保健项目，如太极拳、八段锦和五行操等，都对改善认知功能有帮助。根据评估需要增加合适的运动的老年人群，可以参加太极拳或八段锦等康复运动，有可能延缓认知功能下降速度。

【案例故事】

李阿姨前几年因为记忆减退被诊断为阿尔茨海默病，每天服用相关药物，看着自己日益衰退的记忆力，无论从心理上还是生理上，都承受着巨大的压力，失眠、焦虑随之而来，腰酸、乏力、便溏、吃不下饭成了生活常态。在家人的陪同下，李阿姨来到医院希望通过中医调理改善症状，通过望闻问切、辨证论治进行了评估和分析，并给予相应的中药调理。1月后，患者在家属陪同下复诊，精神状态明显改善，睡眠、胃口好转，乏力症状消失，患者情绪和躯体症状的改善。随着心情放松下来，似乎李阿姨的记忆也有了些许好转。

中医药通过对患者气血阴阳的调整，调节人体功能，从而改善症状。以李阿姨为例，根据中医辨证考虑肾精亏虚兼有肝郁脾虚，肾精亏虚，髓海失养，出现记忆力减退和腰膝酸软，久病情志不佳，肝郁脾虚，肝气郁结可见失眠、焦虑。脾虚则可见便溏、胃口欠佳等症状。通过中药治拟补肾填精、舒肝健脾后，患者肝气顺，脾运健，因此症状得以改善。

参考文献

[1] 田金洲,时晶,张新卿,等.轻度认知损害临床研究指导原则(草案)[J].中西医结合学报,2008,6(1): 9-14.

[2] 田军彪,赵见文,宋书昌,等.化浊解毒活血通络法治疗老年轻度认知功能障碍临床研究[J].中国中医急症,2013,22(9): 1492-1493.

[3] 吴冬月,田金洲,魏明清,等.补肾健脾化痰法治疗轻度认知损害随机双盲对照研究[J].现代中西医结合杂志,2016,25(3): 229-231.

[4] 郭仁真.黄连温胆汤加味治疗老年轻度认知障碍的临床研究和疗效评价[D].北京:中国中医科学院,2009.

第十章

心理社会干预

第一节　心理社会干预的作用与机制

心理社会干预是各种心理性和社会性康复措施与手段的总称,是重要的非药物干预方式。目前,心理社会干预广泛应用于抑郁障碍、焦虑障碍等精神心理疾病的治疗中,并成为部分躯体疾病(如癌症、糖尿病)的辅助干预手段,以缓解这些疾病给患者带来的心理痛苦。大量研究显示,心理社会干预是老年焦虑障碍、抑郁障碍的有效干预手段,对轻度认知受损或者有风险因素的老年人也是有效的干预方法。

心理性康复措施即心理干预,是指在心理学理论指导下有计划、按步骤地对一定对象的心理活动、个性特征施加影响,使之朝向预期目标变化的过程,包括心理咨询、心理治疗、心理康复、心理危机干预等。在面对老年人群方面,主要使用的是心理咨询和心理治疗两个方面。

心理咨询引导来访者就其心理不适或障碍进行自我倾诉,通过耐心地聆听去感受个体内心感知和真正想法,为来访者提供心理支持,帮助其分析心理问题的症结进而寻求解决问题的对策。

心理治疗包括精神动力学取向、认知行为取向、人本主义取向等。精神动力学取向心理治疗聚焦于潜意识与心理防御机制,通过分析个体的潜意识心理过程、成长经历等来探讨影响个体心理与行为模式的因素,帮助个体更好地应对现实生活。认知行为取向的心理治疗即通过改变个体的认知和行为来改善不良情绪,应用现实检验等技术让个体认识到自己"把想法当作事实"或"夸大不合理的信念"等错误,引导个体发展良好适应的合理信念,进而缓解不合理信念带来的焦虑、抑郁等负性情绪。

目前,中国的心理治疗专业队伍建设还有待完善,对老年人通常不采用精神动力学取向的长程心理干预,而更多采用认知行为治疗、问题解决治疗、人际关系治疗等方式,针对老年人当前的问题,采用团体或者个体的形式开展。

社会性康复措施包括各种社会生活技能训练、环境支持干预(如加强社区看护、改善医院病室环境)等。它通过引导个体学习各种生活技能,如解决问题、人际关系技巧等,来提高其心理社会能力,帮助其有效应对生活中的各种需求和挑战,进而促进其心理健康。

第二节　个体与团体的心理干预

一、认知行为治疗

干预场地:医院、社区心理咨询室、社区活动中心,要求是需要有供老人就座的椅子,采光良好,环境肃静。

干预人员:心理治疗师、心理咨询师。

干预形式:个体治疗、团体治疗。

特点:认知行为治疗是一种结构化、短程的心理治疗方法,它既可以采用个体治疗,也可以实施团体治疗。该疗法旨在通过改变患者的消极、负面的认知和促进积极的行为来改变情绪。它较一般治疗更能改善抑郁、焦虑症状,但对重度认知功能障碍患者或合并躯体疾病的患者的疗效欠佳,也不适合患有幻觉、妄想、严重精神病或抑郁症的患者。

内容:应用箭头向下技术、苏格拉底式提问等技术帮助患者识别固定思维和核心信念,重新认识负面情绪,纠正适应不良和负面的固定想法与认知歪曲,重新建立起适应良好的认知与核心信念。同时,通过布置作业训练,促进患者在日常生活中多进行能够增加自身愉悦感和掌控感的活动。

二、人际心理治疗

干预场地:医院、社区心理咨询室、社区活动中心,要求是需要有供老人就座的椅子,采光良好,环境安静。

干预人员:心理治疗师、心理咨询师。

干预形式:个体治疗、团体治疗。

特点:人际心理治疗是一种短程的心理治疗方法,用3~4个月的时间影响抑郁症患者常见的人际问题,改善负性反应。

内容:通过角色扮演等方法促进患者对人际关系的体验,应对失去的人际关系,人际关系的冲突,自身多重角色冲突,帮助其了解何种情绪体验干扰了他的人际交往和沟通功能,明确他在人际关系中的需要和以往的错误信息,并鼓励其发展新的积极情绪。

三、正念疗法

干预场地:医院、社区心理咨询室、社区活动中心,要求是需要有供老人就座的椅子,采光良好,环境肃静,需要配置小型音箱便于播放指导语或音乐。

干预人员:心理治疗师、心理咨询师。

干预形式:团体治疗。

特点:正念疗法强调情绪的直接转换,与老年人的主动调节情绪的特点相契合,且练习形式易于上手,易被老年人所接受。正念疗法可以提高老年人感受意识到自己的当下行为,并接受正性和负性情绪,达到放松身心目的,从而促进老年人焦虑、抑郁情绪的改善和调节。

内容:正念疗法以团体辅导为形式,可邀请10~30名老年人为一个小组,在教练员的带领下进行练习,每次练习约2个小时。需配备两名人员,其中一名为引导整个训练的主教练员,主教练员需要熟悉正念疗法的原理和流程,并接受过专业训练;另外一名为辅助教练员,负责对主教练员在课上的协助工作,引导分享环节,以及对团体辅导中出现的意外事件和对老人的额外需求给予处理和帮助。

指导语示例:

"请想象你自己正在遭受某种痛苦。可能正在遭遇病痛,也可能今天与家人发生了不快,也可能遇到了财政问题,或者是被某些难题困扰所焦虑不安。"

"感受一下你心脏部位的感觉,是难过的,急迫的,还是悲伤的?"

"现在想象你体内有一种巨大的能量,这种能量能够帮助你自己从痛苦中解脱。关注你的呼吸,在吸气时,你正在蓄积这种能量,在呼气时,你将这种能量发射到自己的身上,使你摆脱痛苦。在发射能量的时候,默默地在内心对自己说:'愿我从痛苦中解脱,愿我获得幸福和快乐。'默念4~5次。"

"现在,请再感受一下你心脏部位的感觉是什么样的,帮助自己从痛苦中解脱后,有一种喜悦的感觉吗?心脏部位的感觉是温暖的,平和的,还是快乐的?"

"好,让我们慢慢地睁开眼睛。"

四、问题解决心理治疗

干预场地:医院、社区心理咨询室、社区活动中心,要求是需要有供老人就座的椅子,采光良好,环境肃静。

干预人员:精神卫生专业人员,包括心理治疗师、心理咨询师,以及有心理咨询资质的护士、社工、社区医师。

干预形式:个案或者团体治疗。

特点:问题解决心理治疗特别适用于社区,因为可以采用团体活动的模式较为高效地开展老年焦虑与抑郁的干预。该治疗方法聚焦于引起老年人焦虑、抑郁等负面情绪的具体生活事件,帮助老年人发展找到应对策略(去行动,而不仅仅是改变自己的想法)。

内容:每次治疗均包括问题解决的7个阶段(表12)。①找到可解决的问题

表12 问题解决治疗安排

治疗时机	时长	形式	频率	主题
第一次治疗	1小时	个体	第1周	建立治疗关系和阐明治疗理念
第二次治疗	0.5小时	个体	第2周	解释PST基础和收集问题清单
第三~八次治疗	1.5小时	团体	每周1次	应用问题解决策略解决问题
维持治疗	1.5小时	团体	每2~4周1次	强化问题解决能力

（小的、具体的、可执行的、可量化的）；②建立实际、可实现的问题解决目标；③头脑风暴，不带评判地寻找多个解决办法；④比较每一个解决办法利弊；⑤评估和选择解决办法；⑥实践优选的办法；⑦行动结果评估。随后的治疗进行问题解决能力强化，治疗间隔期间完成家庭作业。

第三节　读书、剪纸等团体娱乐社交活动

干预场地：社区活动中心。

干预人员：社会工作者、志愿者、社区工作人员。

特点：简单易行，对干预人员的要求不高，非常适合在社区实施。并且活动多彩有趣，有利于老年人积极参与。

内容：在相应人员的组织下带领社区老人开展读书、剪纸等团体活动。

第四节　场地与人员设置

心理社会干预的场地与人员设置见表13。

表13　心理社会干预的场地与人员设置

	干预方法	干预场地	干预人员
心理治疗	认知行为治疗	医院、社区心理咨询室、社区活动中心，要求是需要有供老人就座的椅子，采光良好，环境肃静	接受过治疗培训的心理治疗师、心理咨询师、社工或精神科医师
	人际心理治疗	医院、社区心理咨询室、社区活动中心，要求是需要有供老人就座的椅子，采光良好，环境肃静	接受过治疗培训的心理治疗师、心理咨询师、社工或精神科医师
	正念疗法	医院、社区心理咨询室、社区活动中心，要求是需要有供老人就座的椅子，采光良好，环境肃静，需要配置小型音箱便于播放指导语或音乐	接受过治疗培训的心理治疗师、心理咨询师、社工或精神科医师

（续表）

干预方法	干预场地	干预人员
问题解决治疗	医院、社区心理咨询室、社区活动中心，要求是需要有供老人就座的椅子，采光良好，环境肃静	接受过治疗培训的心理治疗师、心理咨询师、护士、社工、社区医师
读书、剪纸等团体活动	社区活动中心	社会工作者、志愿者、社区工作人员

第五节　随访评估安排

针对接受心理社会干预的焦虑、抑郁和认知障碍患者，建立社区随访管理名单，由医生做进一步认知与情绪的评估和随访，以明确是否需要向上一级医院转诊。具体工具见表14。

表14　随访评估人员与工具

患者类型	随访人员	评估工具
焦虑障碍患者	社区医师、综合医院医师、心理医师、精神科医师等具有相关资质的专业评估员	广泛性焦虑量表（GAD-7）
抑郁障碍患者		老年抑郁量表（GDS-15）
认知障碍患者		简易精神状态量表（MMSE）蒙特利尔认知评估量表（MoCA）

【案例故事】

经过社区筛查被社区医师诊断为抑郁发作的王阿姨，拒绝转诊，只愿意在社区接受相应干预。王阿姨首先参加了问题解决团体治疗，但是相较于其他老人，她显得不太积极。面对心理治疗师，王阿姨不愿意倾诉自己的困扰，在头脑风暴阶段也很少参与讨论，并且觉得每次团体治疗后的家庭作业是一种负担。她自述面对心理治疗师和其他不太熟悉的老人时不太适应，尤其是要在他们面前讨论自己的问题更是感觉非常尴尬，自己的抑郁情绪也没有得到改善，因此变得越来越不愿意参加团体治疗。居委会了解情况后，又邀请王阿姨参加社区举办的"读书分享会"，可是王阿姨对读书也兴致缺缺。最后还是社区文化中心开展的"老年剪纸班"引起了王阿姨的注意,她每周都会去听一节剪纸课,在社工的陪伴与鼓励下参与剪纸活动。王阿姨表示剪纸活动能为她的日常生活增加愉悦感,完成剪纸作品让她获得成就感,社工的陪伴和鼓励也让她得到了支持,渐渐地抑郁情绪有所好转。

参考文献

[1] Emma Soneson, Debra Russo, Jan Stochl, et al. Psychological interventions for people with psychotic experiences: A systematic review and meta-analysis of controlled and uncontrolled effectiveness and economic studies[J]. Aust N Z J Psychiatry, 2020, 54(7): 673-695.

[2] 王善澄. 心理社会干预进展[J]. 上海精神医学, 2000(S1): 41-43,12.

[3] 金莹, 胡承平, 季建林. 慢性躯体疾病共病抑郁/焦虑障碍者心理社会干预研究进展[J]. 上海预防医学, 2011, 23(9): 447-449.

[4] 张立波, 范红兵. 老年抑郁症患者心理治疗研究进展[J]. 心理月刊, 2018(9): 276-277.

[5] 徐良雄, 石聿树, 熊昌娥, 等. 人际心理治疗对抑郁障碍患者社会功能的影响[J]. 中国健康心理学杂志, 2020, 28(5): 641-644.

第十一章

音乐与运动干预

第一节　音乐干预的作用与机制

音乐干预是满足个体目标而由接受培训的音乐治疗师所提供的干预措施,使用方法包括聆听音乐、唱歌、演奏乐器和即兴创作。该干预手段如果采用得当,可延缓老年群体认知功能损害且实用性强、成本效益高,用于恢复、维持或改善患者的精神行为问题是个选择。

音乐干预与现代身心医学治疗模式相契合,可以为许多老年认知障碍患者带来认知和情感上的刺激及丰富多彩的音乐体验。音乐干预可以减少认知障碍老人的过激情绪与行为,促进其积极活动,促进沟通和改善认知能力。

利用音乐来干预,也帮助到家庭照料者减缓压力,促进和认知障碍老年人的沟通,让他们产生积极的情绪。

音乐干预对刺激大脑皮质、激活脑结构、改善记忆有帮助。聆听音乐触发的认知及情绪反应的神经元活动要超出听觉皮质及其邻近的颞叶区域,需要个体对音乐特质做即刻的规则分析,涉及额下回、内侧前额叶与颞上回前部。聆听旋律并试图记忆过程中,将激活注意力与工作记忆的相关区域。当听到熟悉音乐时,情景记忆触发更为广泛的大脑皮质网络激活,尤其是内侧前额叶皮质、辅助运动区、眶额叶皮质、颞中回及角回及颞上回。音乐触发的情绪反馈可激活整个边缘及副边缘系统。对音乐节律的感知还会激活小脑、基底节和运动皮质等区域。因此,音乐干预在改善认知障碍方面具有前景。

第二节　音乐干预的方法

音乐干预分为接受性的音乐干预和交互式的音乐干预。接受性的音乐干预是让参与者在吃饭或是其他活动时听音乐,而交互式的音乐干预则促进患者通过演奏乐器、唱歌或是跟随音乐舞蹈等方式积极参与。音乐干预需要根据患者的生活习惯,以往成长过程中对音乐接受程度和音乐类型的偏好,以及目前的功能情况来制定方案。

家属和普通的照护人员需要经过音乐治疗师的培训,从而可以利用音乐来开展活动;而专业的结构性的音乐治疗,融入很多交互式的干预,需要专门的音乐治疗师来完成。

相关研究对认知障碍早期患者采用音乐干预,干预组每日以聆听、学唱、打节奏、做动作等形式进行音乐训练,时长40分钟,持续13周,显示出语言能力与认知功能的改善。还有随机对照研究对痴呆患者进行干预,试验组进行10次团体音乐治疗,每次60分钟,练习10周,随访5周,治疗后显示认知能力与抑郁状况相比对照组有效改善。

音乐干预可采用居家个人训练和社区团体干预模式,频次可安排一周一次,单次40~60分钟,训练3个月左右,1~2个月后安排随访观察效果。

第三节　运动干预的作用与机制

运动干预是由专业人员根据患者的具体情况实施有计划、有组织、有目的锻炼活动,以维持或增强患者身体功能,延缓认知障碍的发生发展。运动干预具有低成本、高效益、可及性、安全无不良反应及与健康教育能较好融合使用等优势,在健康、预防和康复医学中占有越来越重要的地位。

运动干预可作为轻度认知功能障碍发生的保护性因素,促进老年人注意力的集中和分配、平衡能力及手足协调性。运动干预还可以对患者的情绪产生积极影响,显著降低焦虑水平和抑郁风险,改善患者社会交往能力。此外,关于老年认知障碍运动干预相关主题的国内外研究中,发现运动干预对整体认知功能、执行功能、记忆力等主要结局指标均有改善证据。从生物学机制角度,运动改善轻度认知损害患者认知是通过改善其心肺功能,增加脑血流量,减少脑萎缩体积,改善脑组织代谢,激发中枢神经兴奋,促进神经网络联结等。

第四节　运动干预的方法

美国运动医学会《老年人运动指南》建议,老年人的有氧运动至少达到每周5天、每日30分钟。有研究发现,运动时间过长(46~60分钟)和过短(15~30分钟)都会影响运动对认知功能的干预效果。

针对老年群体的运动干预主要采用有氧运动的形式。有氧运动是指使躯干、四肢等大肌肉群进行长时间有节律地持续活动的一种运动模式,可以引起人体代谢、呼吸和心血管的变化,适合老年人的有氧运动包括散步、保健操、广场舞、骑自行车、羽毛球等。目前利用智能人机互动游戏,例如任天堂的Wii运动系列,还有下面介绍的智能跳舞毯。

智能跳舞毯是当下适合老年人运动干预的形式。跳舞毯是一种适合室内举行的有氧运动工具,锻炼时不受天气和时间的限制,可连接电视或电脑等设备选择适合运动的游戏项目。游戏开始后,可以跟随屏幕,用脚踩跳舞毯上的上、下、左、右的箭头。只要箭头移到与顶部箭头框重合的位置,玩家用脚踩对应踏板即可。例如箭头向左,则踩左方踏板,如此类推地跟着跳,如果踩到踏板和箭头提示的不一样,屏幕就会出现"miss"(错过)字样。如果你正确地输入了指令,便能够得到"perfect"(好极了)的字样。由于老年人随着年龄递增开始出现身体功能的衰退,反应力、记忆力、肢体运动能力及认知能力都有所下降,容易给其身心造成压力或成为抑郁焦虑症状出现的重要诱因。身体功能的衰退让很多老人不愿意开展肢体活动,无形中导致惰性增加,锻炼活动少和运动负荷下降进一步加速了衰老的进程。因此,跳舞毯适合老年人室内运动,其通过眼、脑和肢体运动的相互快速配合以完成相关节奏的活动,有益于老年人日常活动能力得到改善和提高。同时,进行节奏感较强健身训练,受试者需注意力高度集中,进行主动自我运动,利于强化认知神经的切换活动。

第五节　场地与人员设置

一、音乐干预

音乐干预场地:社区心理咨询室、音乐治疗室、社区活动中心,要求是需要有供老人就座的椅子,采光良好,环境肃静。如老人身体不便出行,可安排上门个体干预。

音乐干预人员:音乐治疗师、辅助设备调试员、现场调度协调员、志愿者。

二、运动干预

运动干预场地:公园、广场、社区活动场地等适宜锻炼的场所。

运动干预人员:运动治疗师等具有专业运动医学、康复医学资质的人员、辅助设备调试员、现场调度协调员、志愿者。

【案例故事】

李大爷七旬有余,和他同岁的妻子王阿姨去年年初总是闷闷不乐,待在家里不愿意出去找乐子,就只想躺在家里不动弹。李大爷很苦恼,面对渐渐反常态、不爱笑的老伴,他也想了很多办法,邀请以前总和妻子一起搓麻将和旅游的好友来家中聚会,妻子也没什么精神,和好友聊了一会儿天就说身体乏力又回房间"自闭"。后来去了精神卫生门诊被诊断为抑郁发作,遵医嘱服药略有改善。居委会了解情况后,社工阿姨便上门邀请王阿姨去参加社区文化中心的老年剪纸班,每次上剪纸班都会安排社工陪伴王阿姨,在旁鼓励她完成每次课堂任务,为她的日常生活增加愉悦感,慢慢地其情绪也有所好转。王阿姨也渐渐愿意答应好朋友的邀约,去体育场空地跳跳广场舞。儿女见母亲病情稳定,不似前期发病般乏力少运动了,便为她购买了当下很热门的智能跳舞毯,只要连接家里的挂壁大电视就可以在客厅跳舞。跳舞毯内设了很多曲目,且配有生动活泼的画面,王阿姨很感兴趣,每天早起或者遇到下雨天都会跳几首歌,按照歌曲节奏音调来唱唱歌、做做动作。而且跳舞毯支持双人模式,配有很多双人配合的小游戏,比如可以打地鼠、角色扮演赛跑等,王阿姨也常在小孙子来家里的时候邀请小朋友一起玩。目前,王阿姨的情绪基本稳定恢复如前,药物也在医生指导下维持和慢慢减药,生活也变得规律,兴趣爱好还比从前要广泛了许多!

参考文献

[1] Särkämö T, Soto D. Music listening after stroke: beneficial effects and potential neural mechanisms[J]. Ann N Y Acad Sci, 2012, 1252: 266-281.

[2] Koelsch S, Fritz T, Schulze K, et al. Adults and children processing music: an f MRI study[J]. Neuroimage, 2005, 25(4): 1068-1076.

[3] 张诗琪,赖锦玉,黄金月. 音乐干预在痴呆症患者中的应用研究[J]. 中华护理杂志,2011,46(10): 1042-1045.

[4] Gaab N, Gaser C, Zaehle T, et al. Functional anatomy of pitch memory—an f MRI study with sparse temporal sampling[J]. Neuroimage, 2003, 19(4): 1417-1426.

[5] Groussard M, Viader F, Hubert V, et al. Musical and verbal semantic memory:two distinct neural networks?[J]. Neuroimage, 2010, 49(3): 2764-2773.

[6] Koelsch S. Towards a neural basis of music-evoked emotions[J]. Trends Cogn Sci, 2010, 14(3):131-137.

[7] Grahn JA, Rowe JB. Feeling the beat: premotor and striatal interactions in musicians and nonmusicians during beat perception[J]. J Neurosci, 2009, 29(23): 7540-7548.

[8] 崔艳,郭明贤,李烦繁,等. 两种音乐干预模式在老年痴呆前期病人中的应用[J].护理研究,2011,25(28): 2573-2575.

[9] 刘丽纯,刘燕. 音乐治疗对老年痴呆症患者的干预效果[J]. 中国老年学杂志,2017,37(5): 1215-1216.

[10] 刘东祺,李荣梅,张美琪,等. 有氧运动干预老年轻度认知功能障碍的Meta分析[J].中国组织工程研究,2019,23(35): 5727-5731.

[11] 李紫梦,靳英辉,王云云,等. 运动干预轻度认知功能障碍病人的证据总结与评价[J]. 护理研究,2019,33(6): 944-951.

[12] Erickson KI, Voss MW, Prakash RS, et al. Exercise training increases size of hippocampus and improves memory[J]. Proc Natl Acad Sci USA. 2011, 108(7): 3017-3022.

[13] Mortimer JA, Ding D, Borenstein AR, et al. Changes in brain volume and cognition in a randomized trial of exercise and social interaction in a community-based sample of nondemented Chinese elders[J]. J Alzheimers Dis. 2012, 30(4): 757-766.

[14] Burdette JH, Laurienti PJ, Espeland MA, et al. Using network science to evaluate exercise-associated brain changes in older adults[J]. Front Aging Neurosci, 2010, 2: 23.

[15] Colcombe S, Kramer AF. Fitness effects on the cognitive function of O1der adults: a

meta-analytic study[J]. Psychol sci, 2003, 14(2): 125-130.

[16] 王丽,闫玮娟,韩清波. 跳舞毯肢体训练治疗老年认知障碍[J]. 实用医药杂志,2016,33(6): 505-506.

第十二章

认知激活与训练

第一节　认知激活与训练的作用与原理

认知激活与训练的模式一般为个体参加一段时间认知任务的训练,然后考查其在训练的目标认知能力上的行为表现,以及其他认知功能上能否有所提高。研究发现,老年人的认知功能可以通过训练提高,甚至在一定程度上有所逆转,并且训练还可改善大脑功能,这一现象被称为认知可塑性和神经可塑性。从Baltes和Willis在1982年提出"认知可塑性"概念开始,针对老年人的各类认知干预研究不断涌现。神经可塑性是一项非常重要的发现,过去科学家认为在婴儿关键期后,大脑结构往往不发生变化,当前研究发现青少年期和成年以后的大脑同样具有可塑性。

大脑可塑性是指大脑在外界环境和经验的作用下不断塑造自身结构与功能,从而适应环境需要的能力。在个体发展的整个过程中大脑都具有一定的可塑性。刚出生时,婴儿大脑拥有约两千万亿个神经元,但是此时的神经元之间的联结是相对冗余、杂乱的。随着年龄的增长,在学习、训练以及多种经验等因素下,大脑神经元之间的联结开始逐渐精简和修饰。经常使用的联结得到强化并保留下来,逐渐形成适应外界环境的神经网络。因此,从神经元联结的角度上来说,学习是形成新联结的过程,而反复练习则是巩固已有联结的过程。既往的神经可塑性研究多从分子、突触水平到皮质功能区域水平的角度来研究,已取得了一定进展。虽然单个神经元或功能脑区都有自身不可忽略的作用,但是这些神经元或脑区构成的网络以及网络中不同部分之间的相互协调和相互作用才是个体表现出综合行为的根本原因。

总之,无论神经元之间的联结的改变,还是脑网络的改变,都可能改变我们某种认知能力,这就是认知训练的理论基础。

早期大多数研究的训练目标更多关注记忆能力,即通过教学各种记忆策略并加以反复的练习,然后考查老年人在训练后记忆策略的使用情况及能否使用到其他情景中。近年来,越来越多的研究开始转向对核心能力的训练,如工作记忆、执行功能、加工速度等,并且认为核心能力的训练效果不仅局限于训练方案所关注的能力,也包括提高个体在其他认知任务上的表现。

第二节　认知激活与训练干预方法

一、亲人图像记忆训练

干预场地:干预的场地主要是医院、社区活动中心、智慧健康小屋等,这些场所要求是采光良好,环境肃静,同时需要提供老人就座的椅子。

干预人员:受过培训的社工、志愿者。

特点:该方法可以激发老年人对与照片有关的时间、地点、人物、环境的回忆。在进行回忆的过程中能够使患者的脑部功能得到训练,以达到远期记忆功能训练的目的。

内容:用数码相机给患者比较亲近的人员拍照,并利用录音设备给图像配音,再将图片文件与声音文件一起保存在计算机里。然后就可以让老年人进行亲人图像记忆训练了,还可以对老年人进行长时记忆训练:将老年人以前的照片输入计算机中,训练时可以将该照片显示出来,由康复医师对患者进行提问,由老年人进行回忆回答。给老人表达的空间,让他根据照片,描述照片的情景,以及照片勾起的回忆。社区如不方便,可用公用手机或平板替代。

二、智能手机的训练

干预场地:主要场地是社区活动中心,要求是采光良好,环境肃静。同时需要有供老人就座的椅子。

干预人员:受过培训的社工、志愿者。

特点:该方法便利于老年人的日常生活功能的训练。

内容:以PPT讲课的形式进行教学,每人自备一个智能手机,每次授课10~20人,每次时间1小时。需配备2名人员,其中一名为引导整个训练的主教练员,主教练员需要熟悉PPT的流程;另外一名为辅助教练员,主要负责对主教练员在课上的协助工作,对老人的额外需求给予处理和帮助。

指导语:

(1)开机:按下机身侧面的电源按钮3~5秒,然后等待机器启动到桌面状态(图11)。

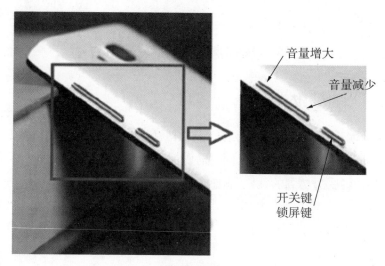

图11　开机

(2)关机:在开机状态下按下电源按钮3~5秒,出现图12画面时选择关机。

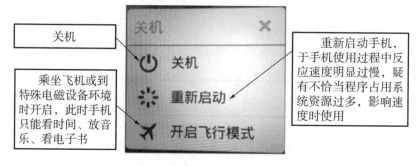

图12　关机

76

（3）锁屏与解锁：

1）锁屏：智能手机通畅好点，不使用时要锁屏节省用电。操作方法：①按电源按钮锁屏；②设置、等待自动锁屏。

2）解锁：要使用手机时，先解除锁屏。操作方法：①滑屏解锁；②按电源按钮解锁；③指纹解锁；④密码解锁。

（4）打电话：

1）拨号：①直接拨号；②通讯录拨号。

2）接听和拒接。

（5）发短信、发微信：通过视频教学的方式。

三、应对由于认知能力受损影响的生活技能的认知训练

干预场地：社区活动中心，要求是需要有供老人就座的椅子，采光良好，环境肃静。

干预人员：社工、志愿者。

特点：提高心理素质、促进个人社会成熟、开发个人潜力，用于矫正各种行为问题和增进社会适应能力。

内容：分为9个主要阶段。

（1）准备阶段：目的是创造一个支持性的环境，使培训对象认识到改变的需要。主要内容包括：①形成相互尊重、关心、信任的气氛；②开放式交流；③允许犯错误；④接受学员的个性；⑤反对歧视；⑥高度评价个体和集体的优点和成功；⑦共同对集体负责，强化参与和改变的意愿；⑧承诺以学员的需要为出发点。

（2）发现需求和问题：发现面临认知下降的情况，识别需要改变的某个方面的（例如，记忆下降，时空混乱，判断力缺失，解决问题能力，沟通能力）需求及存在的问题。上述内容可以以调查问卷的形式完成。

（3）评估现有的条件及资源：引导学员列出本集体可以提供的支持，引导学员列出家庭和社会可以提供的支持。

（4）找出需求、问题与现有条件、资源的差距。

（5）识别改变的关键问题：作为突破口的关键问题应是具体的、可测量的、可达到的、显示的和限制在一定时间内的。

（6）确定预期目标：通过与学员讨论，确定和明确与改变的关键问题相关的预期结果、目的和意图。

（7）计划和行动：把目标和意图划分为阶段性目标，采取策略、明确责任和任务，设计评估结果的可行的方法和具体行动的程序，并付诸实施。

（8）评价整个过程：评估已执行哪些计划，还有哪些障碍阻挡计划实施。

（9）再进入模式：决定从那一步再进入这个不断循环、一步步达到最终目标的过程。

第三节　计算机化的认知激活训练

一、计算机化认知训练平台

（一）产品概述

计算机化认知训练平台，也称科学健脑云平台，基于前沿脑科学研究成果，提供专业、系统的脑功能评估、监测和健脑训练方案，其创新性地将脑科学和临床技术与云技术、社交游戏形式相结合，让用户通过轻松的游戏式健脑训练，就可能达到脑功能改善和康复效果。该平台基于互联网，院内院外均可进行训练，且医生可远程查看老人训练状态，设置、调整训练方案，同时家属可登录查看并督促老人完成康复训练。

（二）适用对象

1. 各种类型的神经认知障碍老年人，如脑卒中、脑外伤、血管性痴呆、阿尔茨海默病、帕金森病、多系统萎缩、轻度认知障碍、脑肿瘤术后、脑炎、癫痫、认知与语言发育障碍等患者。

2. 其他疾病导致的认知障碍，如高血压、冠状动脉粥样硬化性心脏病、高血脂、糖尿病、睡眠障碍等导致出现认知障碍的患者。

3. 认知障碍风险人群，如主观认知损害的老年人、轻度认知功能受损的患者或有认知障碍风险（如焦虑抑郁状态）的老年人。

（三）主要应用

1. 脑康复系统

脑康复系统,采用计算机情景模拟和互动游戏的方式,提供专业的脑功能评估、监测和大脑康复训练解决方案,可应用于认知障碍预防或康复训练。

（1）电子化认知测评:提供简短高效的操作式测评,帮助患者评估脑功能状态。

（2）智能化、个性化的数字化健脑训练:基于测评和医生诊断结果、年龄、教育背景、病史等多重机制的算法,为患者生成个性化的康复训练方案,包括基础认知训练、言语语言训练等。

2. 科学健脑或锻炼游戏

科学健脑游戏,提供脑健康日常监测,及时发现大脑疾病风险,并根据监测情况,提供在线大脑锻炼服务,帮助提升大脑活跃性。健脑游戏通过玩不同的游戏,锻炼大脑能力包括注意力、感知觉、灵活性、记忆力、敏捷度等,并可在线与同龄人比较与竞赛。

第四节　场地与人员设置

认知激活训练应配备相应的场地和干预人员（表15,图13）。

表15　认知激活训练的场地与人员设置

干预方法	干预场地	干预人员
亲人图像记忆训练	医院、社区活动中心,要求是需要有供老人就座的椅子,采光良好,环境肃静	社工、志愿者
智能手机的训练	社区活动中心,要求是需要有供老人就座的椅子,采光良好,环境肃静	社工、志愿者
生活技能训练	社区活动中心,要求是需要有供老人就座的椅子,采光良好,环境肃静	社工、志愿者
智能健脑云平台或游戏	居家、医院、社区活动中心,要求是需要有供老人就座的椅子,采光良好,环境肃静	医务工作者、照护者

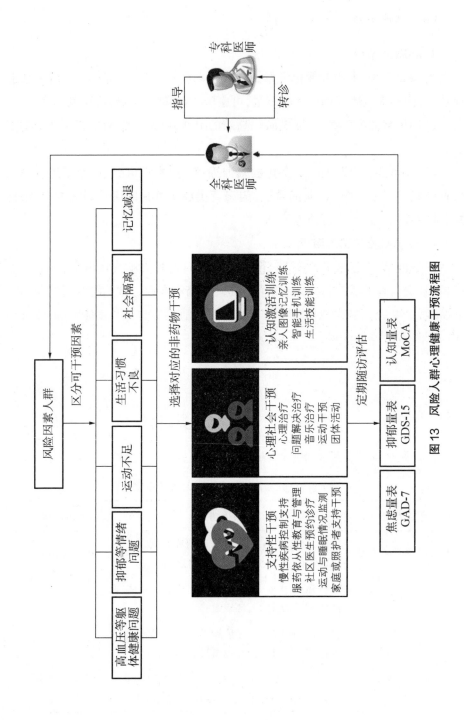

图 13 风险人群心理健康干预流程图

【案例故事】

李大爷今年七旬有余，在筛查过程中发现有认知障碍，遂到医院进行诊治，医生给予了改善认知的药物，同时也建议李大爷做认知激活训练。一开始，李大爷在妻子的陪同下到认知障碍友好化社区活动中心，其间活动中心的工作人员让李大爷参加了科学健脑云平台活动，包括脑康复系统和科学健脑游戏，但他不习惯在活动中心做认知激活训练，打算居家使用。李大爷回到家中，和妻子一同研究平板电脑里面的智能系统，发现实在搞不定，第二天回到活动中心求助工作人员。工作人员给李大爷安排了2周的认知激活训练，之后再让他带平板回家自己使用，并且介绍给周围邻居。李大爷有时会邀请邻居或者亲戚一起来做认知激活训练，这样气氛比以前热闹了许多。李大爷心情逐渐变得更加开心，生活也变得比以前有规律了。之后，李大爷每周和妻子来一次活动中心，平时就在家里做认知激活训练。

参考文献

[1] George DR, Whitehouse PJ. Marketplace of memory: what the brain fitness technology industry says about us and how we can do beter[J]. Gerontologist, 2011, 51(5): 590-596.

[2] Thompson G, Foth D. Cognitive-training programs for olders adults: what are they and can they enhance mental fitness[J]. Educ Gerontol, 2005, 31(8): 603-626.

[3] Verhaeghen P. Improving memory performance in the aged through mnemonic training: a meta-analytic study[J]. Psychol Aging, 1992, 7(2): 242-251.

[4] 杜新,陈天勇. 老年执行功能的认知可塑性和神经可塑性[J]. 心理科学进展,2010, 18(9): 1471-1480.

第十三章

物理干预

第一节　物理治疗概述

　　物理治疗是康复治疗的主体,它使用包括声、光、冷、热、电、力(运动和压力)等物理因子进行治疗,针对人体局部或全身性的功能障碍或病变,采用非侵入性、非药物性的治疗来恢复身体原有的生理功能。物理治疗是现代与传统医学中的重要部分。物理治疗可以分为两大类:一类是以功能训练和手法治疗为主要手段,又称为运动治疗或运动疗法;另一类是以各种物理因子(声、光、冷、热、电、磁、水等)为主要手段,又称为理疗。

第二节　物理干预的方法

一、经颅直流电刺激

(一)概述

　　经颅直流电刺激(transcranial direct current stimulation,tDCS)是一种无创、无痛的神经调节技术,利用恒定低强度电流(1~2毫安)刺激大脑神经元。经颅直流电刺激操作简便,分阳极和阴极,阳极起兴奋作用,阴极起抑制作用,医护人员只需要经过简单的培训就可以学会操作。不同的病症对应大脑不同的点位,治疗病症覆盖范围广,可以满足神经康复和精神心理大部分疾病的康复和治疗。

由医护人员或者康复治疗师给患者操作设备。先给患者带上电极帽,将电极线组装好,用生理盐水将电极泡棉湿润,根据患者的病症选择好对应的电子处方,再将电极片放在处方对应的点位,然后进行阻抗检测,阻抗检测后开始治疗。

(二)生理效应及作用机制

关于tDCS的确切机制尚不完全清楚,单一机制无法解释tDCS的多种作用,目前普遍认可的机制有以下几种。

1. 对膜电位及离子通道的影响

tDCS正极与负极间形成的恒定电场能对大脑皮质神经元产生影响,促使钠—钾泵转运及局部跨膜离子浓度发生变化。有研究发现,tDCS可以改变神经元静息电位,不同极性刺激可引起膜静息电位发生超极化或去极化改变,使神经元兴奋性发生改变,进而达到调控神经活动的目的。相关动物实验也显示,阳极刺激可使神经元胞体和树突静息电位阈值降低,使神经元放电增加,反之阴极刺激则使得静息电位阈值升高,神经元放电减少。另有离体实验结果显示,电压依赖性钠通道和钙通道拮抗剂可阻断tDCS阳极刺激的兴奋作用。

2. 对突触可塑性的影响

tDCS可以对突触可塑性中间环节产生影响,目前认为可能的相关机制有:第一,通过促进脑源性神经营养因子(brain-derived neurotrophic factor,BDNF)表达而影响突触可塑性改变;第二,通过诱导运动诱发电位变化而影响突触可塑性;第三,其产生的长时效应可能源于跨膜蛋白系统,如NMDA受体在突触水平对长时程增强(long-term potentiation,LTP)、长时程抑制(long-term depression,LTD)过程的介导,LTP/LTD是学习、记忆过程中重要的神经生理学机制、对突触间连接起着持久的功能性促进或抑制作用;第四,tDCS在突触水平的参与不只涉及NMDA这种谷氨酸酰能蛋白,还可能有γ氨基丁酸能、多巴胺能以及其他蛋白系统的修饰而使突触可塑性增加。

3. 对皮质兴奋性的影响

tDCS在细胞水平的机制尚未完全明确,其即时效应可能是神经元细胞膜功能的某些基本理化机制共同作用的结果。有研究报道 tDCS 改变了局部 pH 值(依赖于电解相关氢离子浓度变化)及离子浓度(如细胞内钙离子浓度)是 tDCS 非突触作用的基础。另有研究发现,tDCS 可通过改变刺激极性、强度和持续时间改变运动皮质兴奋性,阳极 tDCS 可短暂面明显地增强皮质兴奋性,而阴极 tDCS 则减低皮质兴奋性。

4. 对双侧大脑半球兴奋性的影响

正常大脑两侧半球通过交互性半球间抑制(reciprocal inter-inhibition, IHI)表现为一侧半球初级运动区(M1)对另一侧半球 M1 区的抑制,它可能是由发出抑制作用的 MI 区通过兴奋性神经元经胼胝体与对侧抑制性酪氨酸能中间神经元形成交触而实现的。当发生脑卒中后,大脑半球间这种平衡遭到破坏,一方面患侧半球因本身病灶使兴奋性降低,另一方面健侧半球对想侧半球过度抑制,这可能是卒中后功能障碍的重要原因之一。卒中后功能恢复取决于神经网络活性平衡,tDCS 能通过抑制健侧运动区兴奋或增加患侧运动区兴奋,促使患侧半球与健侧半球兴奋性重新达到平衡,从而有利于卒中后运动功能恢复。

5. 对局部皮质和脑网络联系的调节

脑功能是一个复杂网络体系,运动、记忆或语言的产生,分散于脑解剖的不同区,但相互间有着紧密联系。因此,过去对 tDCS 的研究多以电极下局域效应作为关注点,现在越来越多的研究开始着眼于其对皮质内及不同皮质间网络联系的活性调节。有研究利用 fMRI 发现 tDCS 对初级运动中枢的刺激,可增强皮质—皮质间、皮质—皮质下(包括运动前皮质、顶叶、丘脑、尾状核)运动神经网成分的连接活性。提示 tDCS 可以调节局部皮层和脑网络的功能性连接。

二、经颅磁刺激

(一)概述

经颅磁刺激(transcranial magnetic stimulation, TMS)是基于电磁感应与电磁转换的原理,用刺激线圈中强大瞬变的电流产生的磁场穿透颅骨,动态的磁场在颅内导体转换为刺激线圈电流方向相反的感应电流,由这种内生的感应电流刺激神经元产生一系列的生理生化反应。它主要通过不同的频率来达到治疗目的,高频(>1赫兹)主要是兴奋的作用,低频(≤1赫兹)则是抑制的作用。

由医护人员或者康复治疗师给患者进行治疗。治疗前先确定患者的运动阈值,以便确定患者的刺激强度,然后直接在设备上选择好电子处方并将线圈拍放在对应点位开始治疗即可。

(二) 生理作用

1. 产生运动诱发电位

这是目前TMS研究最为成熟的生理效应,已经有许多重要的临床应用。其中一个比较重要的应用就是进行中枢神经传导速度的测量。另外一个应用就是评价运动皮质兴奋性,通过测量大脑皮质的运动固值,可以对运动皮质的兴奋程度进行衡量,从而可以确定运动神经疾病导致的神经生理变化。

2. 调节皮质的兴奋性

TMS能够改变大脑局部皮质的兴奋性,调节神经突触的功能。调节神经突触的功能是脑功能重组的主要机制之一。rTMS可提高神经传导兴奋性,降低突触传导阈值,使原来不活跃的突触变为活跃的突触,从而形成新的传导通路。rTMS还可引起突触结构改变,如突触界面曲率、突触后致密物质厚度增加,突触间隙变窄而使突触传递功能增强等。这表明rTMS可通过调节突触功能影响神经网络重建。

3. 影响皮质的活动

关闭特定皮质区的活动,实现大脑局部功能的虚拟性毁损。TMS可以瞬间对特定的皮质区产生可逆性损伤,关闭特定皮质区的功能。例如,Amassian等用屏幕上随机出现的字母作为视觉刺激,在受试者观察后的不同时刻进行TMS,然后要求受试者辨认所看到的字母,结果在视觉刺激后间隔80~100毫秒给予TMS时,受试者出现视觉模糊或完全丧失,而这个现象在间隔小于60毫秒或大于140毫秒后都不会发生。

(三) 生化作用

TMS通过产生感应电流改变神经细胞膜的电位,从而影响脑内代谢和神经电活动,从而产生以下作用。

（1）对神经递质和受体影响:如多巴胺、5-羟色胺、谷氨酸等。

（2）对早期即刻基因表达的影响：引起皮质较广泛的c-fos基因及转录因子cAMP反应成分结合蛋白（cAMP response clemenl-binding prolein，CREB）磷酸化形式表达增加，也会引起星形胶质细胞纤维蛋白mRNA表达增加。

（3）对脑血流、代谢、内分泌的影响：TMS可以通过不同参数的刺激，改变脑区的血流、代谢、兴奋性及内分泌而发挥治疗作用。

（四）治疗作用

1.运动功能

TMS可以调节由脑卒中导致的运动皮质之间的兴奋性失衡，低频率TMS可抑制大脑皮质的兴奋性，高频率则产生易化作用，而且研究证实这种调节在刺激结束后仍能持续几分钟，其作用机制类似于神经突触反复激活后在海马区观察到的长时程抑制或长时程增强的突触可塑性的活动依赖性。此外，TMS可调整刺激区和相互作用脑区的脑代谢以及神经元兴奋性，从而改善脑卒中后运动功能。有研究表明，TMS对缺血性卒中患者(特别是皮质下卒中患者)的运动功能恢复具有积极的影响，而且未受累半球M1低频TMS可能由于受累半球M1高频TMS。TMS治疗方案是在安全有效和个体化的原则下把主要刺激参数程序化组合，通过设置不同的刺激参数产生抑制或易化皮质兴奋性的作用，使半球间抑制平衡正常化以改善脑卒中后的运动功能。rTMS作用于运动皮质对脑卒中运动功能的恢复有一定疗效，其作用效果在不同研究中差异较大，近年来学者更多地关注个体化治疗。

2.认知功能

神经精神疾病认知功能损害的异质性成为该领域进一步研究的突出挑战。认知功能障碍是许多神经精神疾病的核心症状，是影响患者生存质量的主要因素。虽然不同的神经精神疾病导致不同的皮质功能损害，从而影响神经网络，但是它们可能有共同的病理生理基础，具有共同的可塑性，这些共同点与神经功能的重塑、认知功能的改善有关。认知功能损害的共同病理生理基础可能成为TMS改善认知功能的关键基础。TMS能够显著改变认知功能的神经网络，所以，rTMS很可能成为一种恢复认知功能的代偿治疗模式。

3.言语功能

根据半球间相互抑制理论，正常情况下，具有语言优势的左半球通过胼胝体抑制右半球的言语功能。左半球受损后,经胼胝体抑制减落,右半球的语言同源区兴奋性增加。右半球兴奋性增加在早期可代偿部分言语功能,但仍旧是较低水平的兴奋。同时,右半球的兴奋亦反过来通过胼胝体抑制左半球受损的言语功能恢复。

4. 吞咽功能

吞咽动作通过一系列复杂的神经调控机制协调肌肉收缩而完成。吞咽中枢调控包括低级的脑干吞咽中枢、高级的皮质和皮质下吞咽中枢。脑干吞咽中枢包括孤束核及其周围的网状结构构成的背侧区域、疑核及其周围的网状结构构成的腹侧区域。皮质的吞咽中枢为初级运动感觉皮质、岛叶、扣带回、前额、颞叶、顶枕区等多个脑区结构。各皮质区域既有特定的功能又相互联系形成一个有机统一的神经网络,共同调节吞咽动作。吞咽功能接受双侧大脑皮质活动的调控,同时皮质存在优势半球,优势半球的损伤将严重影响吞咽功能。吞咽障碍是脑卒中后常见的症状,吞咽障碍的康复依赖于大脑可塑性的发展。TMS可以改变神经的兴奋性、诱导神经可塑性的形成,现有的少量研究已报道了在吞咽功能康复中的效果,为吞咽障碍的康复提供了新的思路。

5. 其他方面

据研究报道,rTMS可一定程度改善帕金森患者的动作迟缓症状,减少多发性硬化症的痉挛。也有研究利用TMS可以治疗耳鸣、失眠。随着研究的进步深入,TMS在疾病治疗方面的潜力将逐渐显现出来。

(五)治疗方法

1. 开机前检查

确认主机与刺激线圈完好无损,无裂纹或渗水,且连接无松动。如有异常则停止使用。检查开关按钮是否处于关闭状态,开关"0"按下去为关闭状态。确认主电源电缆完好,插头牢固,插头与插座接触紧固,保证接地可靠。

2. 运动阈值测定

首先打开软件,录入患者信息,选择阈值测量。用目测法或MEP法测量。

(1)目测法:肌肉放松的状态下,刺激运动皮质区的手功能区引起对侧手指产生微肌肉收缩的最小刺激量。

(2)MEP法:肌肉放松的状态,刺激运动皮质区,10次有5次可引起对侧手指产生50~200微伏运动诱发电位(MEP)时的最小刺激量。

记录电极:拇短展肌肌腹。

参考电极:拇短展肌肌腱(骨性突起处)。

地线:刺激部位与记录电极之间(手腕处)。

3. 设定治疗参数并治疗

(1)阈值测量完毕,保存波形,进入设置处方界面,系统中配有专家级处方,选定需要的电子处方,或根据实际情况,在医生的指导下手动调节参数。控制调节刺激强度为运动阈值的80%~120%,建议刺激强度设为运动阈值的80%,治疗时间为20分钟。

(2)调节万向支臂,将刺激线圈放置在需要刺激的部位,刺激线圈与刺激部位保持较小距离。调节完毕,点击开始治疗。

(六)注意事项

(1)经颅磁刺激治疗仪器需要由经过专业训练的医务人员进行操作,错误操作仪器可能引起患者的损伤。

(2)禁止用于安装心脏起搏器或心导管或电极者,禁止让佩戴心脏起搏器的患者操作仪器或站在正在工作的线圈附近。

(3)门口挂贴警示标志,禁止让戴耳蜗植入器或听力辅助设备者或植入其他的电子设备者靠近正在工作的线圈附近。

(4)外部物体如听力设备、手表、计算器、信用卡及计算机磁盘等要远离正在工作的线圈,否则可能会发生损害或造成数据删除。

(5)常见的不良反应有头痛、头晕,但持续时间多较短暂,可自行缓解,若持续时间较长或难以忍受时,可服用阿司匹林等解热镇痛药对症处理或遵医嘱。

(6)工作环境温度5~35℃,湿度45%~75%,大气压力86~106千帕,仪器内有高压储能电容,严禁设备进水、雨淋、受潮,使用中远离水池,不能在露天使用。

(7)产生脉冲强磁场的高压电容回路因接触不良或者集尘受潮可能会产生火花,为避免发生危险,周围不允许有易燃易爆物品。

(8)设备在诊断和治疗过程中的磁场刺激对患者是无创的,但是刺激时磁场线圈内部的磁力作用,会使线圈轻微震动并发出"啪啪"响声,超强刺激、高频刺激和长时间过度刺激,可能会影响听力。应避免靠近耳部刺激,治疗中应佩戴耳塞。

（9）如果线圈的温度过高可致皮肤烧伤，所以在进行治疗过程中要注意线圈的温度。

三、高压氧治疗

高压氧不仅对众多疾病有治疗效用，通过调节压力值，也可达到很好的保健效果，并且在治疗过程中不会产生不适感。

高压氧治疗需要一个提供压力环境的设备——高压氧舱。根据加压介质不同，医用高压氧舱有两种：①纯氧舱，用纯氧加压，稳压后患者直接呼吸舱内的氧。优点：体积小，价格低，易于运输，很受中小医院的欢迎。②空气加压舱，用空气加压，稳压后根据病情，患者通过面罩、氧帐，或者人工呼吸吸氧。优点：安全，体积较大，一次可容纳多个患者进舱治疗。高压氧治疗设备除了高压氧舱以外，还有空气压缩机以产生压缩空气，储气罐以储备压缩空气，空调系统，监视设备，对讲设备，控制台等。

四、低频电疗法

（一）概述

1. 定义

医学上频率在1000赫兹以下的脉冲电流称为低频电流或低频脉冲电流。应用低频脉冲电流作用于人体来治疗疾病的方法称为低频电疗法。

2. 特点

低频电流的特点：①低频率、小电流、电解作用较直流电弱，有些电流无明显的电解作用；②电流强度或电压可有增减、升降的变化；③对感觉神经和运动神经有较强的刺激作用；④无明显热作用。

（二）生理作用与治疗作用

1. 兴奋神经肌肉组织

细胞或组织具有对外界刺激产生反应的能力，即具有兴奋性。当细胞处于兴奋状态时，在受刺激部位首先出现动作电位，而各种细胞的外部表现如肌肉收缩和腺体分泌等,都是由动作电位触发引起的。低频电流的频率不断变化可以兴奋神经肌肉组织,引起肌肉收缩,恒定直流电是不能引起神经肌肉兴奋。不同类型的低频电流的波形、强度、持续时间的变化对神经肌肉刺激的反应也各有不同,达到不同的治疗作用。

2. 镇痛

低频电流镇痛的学说与理论都认为,其机制主要是低频电流通过脊髓和大脑的中枢神经系统对痛觉的抑制,以及神经—体液对痛觉的调节作用,从而产生镇痛效应。

3. 改善局部血液循环

低频电流有改善局部血液循环的作用,其作用可能是通过以下途径产生。

(1)轴突反射:低频电流刺激皮肤,使神经兴奋传入冲动同时沿着与小动脉壁相连的同一神经元的轴突传导,使小动脉壁松弛而扩张,在治疗当中和治疗后电极下的皮肤浅层轻度充血潮红。

(2)低频电流刺激神经后,使之释放出小量的P物质和乙酰胆碱等物质,引起血管扩张反应。

(3)电刺激使肌肉产生节律性收缩,其活动后的代谢产物如乳酸、ADP、ATP等有强烈的扩血管作用,能改善肌肉组织的供血。

(4)抑制交感神经而引起血管扩张:如间动电流作用于颈交感神经节,可使前臂血管扩张;由低频电流调制的干扰电流作用于高血压患者的颈交感神经节可使血压下降。

4. 其他治疗作用

可增加局部营养,促进伤口愈合,以及消炎、镇静催眠等作用。

五、生物反馈疗法

(一)基本概念

反馈是指将控制系统的输出信号以某种方式反运输回控制系统,以调节控制系统的方法。反馈控制技术常用于工程和电子技术方面,用于生物和医学的反馈技术称为生物反馈。

建立生物反馈需要两个必要的条件:第一,要有将生物信息转换为声、光、图像等信号的电子仪器;第二,要有人的意识(意念)参与,才能构成完整的反馈环。由于有人的意识参与故称为生物反馈。

生物反馈疗法是应用电子仪器将人体内正常或异常的生理活动信息转换为可识别的光、声、图像、曲线等信号,以此训练患者学会通过控制这些现实的信号来调整那些不随意(或不完全随意的)、通常不能感受到的生理活动,以达到调节生理功能及治疗某些身心性疾病的目的。由于在开始训练治疗时必须借助于灵敏的电子仪器(生物反馈仪)进行监测,所以又称为电子生物反馈训练法。

(二) 肌电生物反馈

肌电生物反馈用的反馈信息是肌电信号。其原理是将所采得的肌电信号,经过放大、滤波、双向整流、积分,用积分电压驱动声、光、电、数码等显示器件。因为骨骼肌是受随意神经控制的,所以肌电自身调节比较容易学会,治疗方法也比较容易被患者接受,而且疗效可靠,是目前临床应用范围最广、最成功的一种反馈疗法。

(三) 脑电生物反馈

脑电生物反馈始于20世纪60年代末,是应用操作性条件反射原理,以神经生物反馈仪为手段,通过训练选择性增强某一频段的脑波来达到预期目的。训练过程中,利用仪器将脑电信息加以处理,以视觉或听觉的形式反馈给患者,让他们知道自己脑电的变化,通过调整状态,从而达到治疗目的。

在以往20多年里,此项技术已广泛应用于神经疾病的治疗,在对癫痫、注意力缺陷多动障碍、学习障碍、睡眠障碍、抽动障碍、脑损伤相关障碍、应激障碍等方面均显示了较好效果。

第三节　治疗方案

老年人失眠治疗的具体方案:使用TMS或tDCS(可以和药物联合治疗迅速阻断失眠的发生)。

经颅磁刺激(TMS)对失眠症患者的治疗是凭借其瞬变磁场作用于大脑皮质产生感应电流来改变皮质神经细胞的动作电位的原理,从而影响脑内代谢和神经电活动。由于其应用脉冲磁场作用于脑组织,诱发一定强度的感生电流使神经细胞去极化并产生诱发电位,从而改善脑内各种睡眠因子的睡眠参数的代谢和神经电活动的生物刺激技术。经颅磁治疗可以降低脑电波兴奋程度,稳定情绪,舒缓神经紧张程度,故其对改善睡眠有一定作用。

经颅直流电刺激仪(tDCS)是一种非侵入式、利用恒定低强度电流(1~2毫安)调节大脑神经元活动的技术。它与TMS一样会改变神经元的兴奋性,但不会引起动作电位,而且只会影响处于活动状态的神经元,不会影响休眠细胞,是一种更安全的仪器。

失眠治疗时,有条件者建议两个设备相结合。

(一)短期失眠治疗方案

(1)医护人员首先对患者进行睡眠卫生教育,预防和矫正不良的行为和习惯。

(2)根据患者的描述找出并处理诱发因素。

(3)用物理治疗方法对患者进行治疗,根据患者喜好选择TMS或tDCS(使用过程中医护人员要消除患者恐惧心理,对患者的治疗情况进行记录,需要随时观察设备是否断开),首先使用一个疗程,再根据患者恢复情况进行加减。

(4)治疗完成后,需要过半个月或者一个月对患者进行回访,预防复发。

(二)慢性失眠治疗方案

慢性失眠可配合认知行为治疗,可由专业的心理医师配合进行。

(1)医护人员首先对患者进行睡眠卫生教育,预防和矫正不良的行为和习惯。

(2)询问患者是否有进行药物治疗,如果有使用频率有多高。

(3)对患者进行综合治疗推荐物理治疗(tDCS/TMS)为主,其他治疗为辅,为了避免对药物有依赖性,建议逐渐减少服药频率。如是原发性失眠(单纯失眠),tDCS/TMS可选其中一个进行治疗(治疗失眠),治疗时配合音乐冥想治疗(由医护人员和患者共同选择适宜音乐),每日治疗结束后给患者准备酸枣仁茶。如是继发性失眠(继发于躯体的疾病、疼痛、抑郁、焦虑等情绪),可用tDCS和TMS同时治疗(一个治疗失眠,一个治疗其他疾病,医护人员按照电子处方给患者治疗),治疗时配合舒缓音乐治疗(由医护人员和患者共同选择适宜音乐),每日治疗结束后给患者准备酸枣仁茶(表16,表17)。

(4)治疗完成后,需要过半个月或者一个月对患者进行回访,预防复发。

表16　tDCS治疗处方

适应证	阳极	阴极	刺激参数	治疗时间
失眠	左眶额叶	左前额叶背外侧叶	1~2毫安	20分钟

表17　TMS治疗处方

频率 (赫兹)	刺激时间 (秒)	刺激 个数	间歇时间 (秒)	重复 次数	治疗时间 (分钟)	刺激部位
1	10	10	2	100	20	右前额叶背外侧区/ CZ后1厘米

【案例故事1】

于先生,65岁,主因"右侧肢体活动不利、言语不利2个月余",以"脑出血恢复期"收住入院。患者2个月余前(2018年10月4日)晚间坐位起身时突发右侧口角歪斜,流涎,言语不清,并伴右侧肢体活动不利。北京某医院行头颅CT示"左侧基底节区出血"。

保守药物治疗后第二日下午患者可自行睁眼,嗜睡,不能与他人交流,半月后患者精神转好,可部分言语交流,但发音欠清晰。

为求进一步康复,于2018年11月2日转院于神经康复科治疗,并于2018年11月7日采用tDCS治疗(仪器由江西华恒京兴医疗科技有限公司出产)。

治疗前(2018年11月9日)经WAB量表评估,失语商评分为65.2分,其中言语流畅性评分为4分;20次tDCS治疗后当天(2018年12月7日)进行WAB量表评估,失语商评分为95.8分,其中言语流畅性评分为9分。

现患者言语恢复较快,复述方面基本达到正常人水平,命名方面,找词虽然较慢,但对图片以及实物的命名较刚入组时由4.6分提高到了9.9分;听理解方面基本可以听懂并完成正常语速下的指令。

【案例故事2】

曹女士,66岁,2019年4月初因脑出血住院,症状主要为身体一侧肢体肌力减弱,口角歪斜,言语不利。经过20次的tDCS(采用江西京新医疗的经颅直流电刺激仪)治疗后,与首诊时对比老人的口角歪斜情况得到很大的改善。医护人员还现场为老人做了一次简易智能状态评估量表,老人的回答都丝毫不差,尤其是在100连续减7的计算题上,治疗前只答对3题,且思索时间较长;治疗结束后回答同样的题目,5道题全部正确,且反应速度迅速,口齿清晰流利。

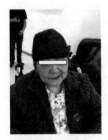
5月6日拍摄

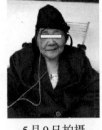
5月9日拍摄

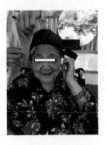
5月21日拍摄

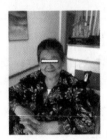
5月31日拍摄

图14　案例故事2

参考文献

[1] Jacobson L, Koslowsky M, Lavidor M. tDCS polarity effects in motor and cognitive domains: a meta-analytical review[J]. Exp Brain Res, 2012, 216: 1–10.

[2] Ferrucci R, Mrakic-Sposta S, Gardini S, et al. Behavioral and Neurophysiological Effects of Transcranial Direct Current Stimulation (tDCS) in Fronto-Temporal Dementia[J]. Front Behav Neurosci, 2018, 12: 235.

[3] Byeon Haewon. Combined Effects of tDCS and Language/Cognitive Intervention on the

Naming of Dementia Patients: A Systematic Review and Meta-Analysis[J]. Iran J Public Health, 2020, 49: 822-829.

[4] Lin Y, Jiang WJ, Shan PY, et al. The role of repetitive transcranial magnetic stimulation (rTMS) in the treatment of cognitive impairment in patients with Alzheimer's disease: A systematic review and meta-analysis[J]. J Neurol Sci, 2019, 398: 184-191.

[5] Needs P, Mote SD, Manocchia M, et al. Psychotherapy and psychopharmacology utilization following repetitive transcranial magnetic stimulation (rTMS) in patients with major depressive disorder[J]. Psychiatry Res, 2019, 278: 51-55.

[6] Scherder E, Knol D, van Someren E, et al. Effects of low-frequency cranial electrostimulation on the rest-activity rhythm and salivary cortisol in Alzheimer's disease[J].Neurorehabil Neural Repair, 2003, 17: 101-108.

[7] Rao Satish SC, Valestin JA, Xiang XL, et al. Home-based versus office-based biofeedback therapy for constipation with dyssynergic defecation: a randomised controlled trial[J]. Lancet Gastroenterol Hepatol, 2018, 3: 768-777.

[8] Edinger JD, Arnedt JT, Bertisch SM, et al. Behavioral and psychological treatments for chronic insomnia disorder in adults: an American Academy of Sleep Medicine systematic review, meta-analysis and GRADE assessment[J]. J Clin Sleep Med, 2020 Nov 9.

第十四章

认知障碍家庭的紧急状况

在认知障碍家庭,有时会出现一些紧急状况,如处置不当的话,极易危及老人甚至他人的生命安全。社区老人大部分时间会在家中或社区医院中完成日常心理健康随访,这可提供高质量的社会交往。但是,在社区随访的过程中,会出现一些心理健康的紧急状况,就需要及时识别及转诊。

第一节　紧急状况的内容及识别

一、谵妄状态

谵妄状态是一种非特异性的急性或亚急性脑病综合征,其主要特点为意识觉醒水平障碍,多表现为意识清晰度水平降低,有时产生丰富的错觉、幻觉,以幻视为多,言语性幻听较少见。多伴有紧张、恐惧等情绪反应和相应的兴奋不安、行为冲动、杂乱无章,思维方面则言语不连贯,不断喃喃自语,丧失对周围环境的定向。兴奋吵闹者称为兴奋型谵妄,相反也有不少老年人表现为思睡、淡漠、半梦半醒的一种较温和的糊涂状态,这种情况被称为抑制型谵妄。谵妄状态多在晚间加重,持续数小时至数日,一般与精神科病情变化有关。认知障碍患者出现谵妄的原因主要有感染性疾病(肺部感染、尿路感染等)、脱水和电解质紊乱、睡眠不足、某些药物(如抗精神病药物、镇静催眠药物、降压药、止痛药)等原因,有时也可以单纯由于一些不引人注意的原因,如更换环境或照护者、小便潴留、慢性疼痛等。

二、急性精神障碍

老年期精神疾病及躯体情况的变化,可表现出丰富的精神症状。急性幻觉状态——患者突然出现大量持久的幻觉,以听幻觉及视幻觉多见,幻觉内容多为负性、对患者不利的,引起情绪不愉快。有时,老年人不会轻易表达出幻觉,而是出现自言自语、对空讲话、指手画脚等状态。另外,部分老人表现为急性妄想状态——患者突然出现大量持久的妄想,妄想内容杂乱,可支配患者的行为,老年人可表现为拒食、逃避或攻击行为。

三、危及自身的异常行为

老年人出现抑郁、焦虑等精神心理障碍,或处于认知障碍轻度期时,可能会出现消极自杀行为,研究表明老年人的自杀等行为较少有作态或事先预警,经常采用猛烈、直接致死的方法(如上吊、跳水、喝农药等),不易挽回。我们要预先识别自杀,并采取适当措施防止自杀。常见的自杀识别预兆有:近期有过自伤或自杀未遂行为者;流露出自杀意愿者;近期遭受了难以承受的巨大打击者;与人讨论自杀方法者;难治性躯体疾病患者;将至爱的物品送给朋友或家人;谈及"死亡""离开"或在不寻常情况下说"再见"等。这个时候的老人可能在不经意之间发出求救讯号。另外,单身男性、健康不佳、孤独且经济能力不好者,也是自杀的高危人群,须予以关注和重视。

四、危及他人或社会的异常行为

老人的暴力行为,可由幻觉、妄想、思维逻辑障碍等症状引起,认知障碍的精神行为症状也会出现暴力行为,暴力行为对象为人或物,对人的攻击分为躯体和性攻击。程度较轻时会表现为骂人或叫喊、言语威胁,严重者可导致他人的伤残、死亡,或引起较为恶劣的肇事肇祸。患者多有攻击性行为史,大部分会伴有饮酒或吸毒行为,并常有激动、不安、高声喊叫等情况。

对于认知障碍的老年人,还要关注家庭环境和外界对他的影响。部分认知障碍患者的某些暴力行为,是由于无法理解他人的要求或指令,或无法表达自己的需求,加上患者的情感控制能力减弱,由此变成烦躁易怒,甚至伤人毁物。

五、与抗精神病药物相关的急性不良反应

社区老人应按时按量服药,避免骤停用药或突然减量,如有明显的不良反应出现,应及时至专科医院就诊,给予调整药物剂量或更换药物。抗精神病药物常见药物不良反应包括过度镇静、乏力、直立性低血压、流涎、锥体外系不良反应(震颤)、急性肌张力障碍、静坐不能、胆碱能不良反应(口干、便秘、尿潴留)、内分泌异常(垂体泌乳素升高、闭经或乳汁分泌)、肥胖、糖脂代谢异常、心电图异常、肝损害、癫痫发作、粒细胞缺乏、恶性综合征等。

六、与酒和药物滥用有关的问题

年龄的增长会降低躯体对乙醇(酒精)的耐受性,同时带来高血压、记忆力减退和情绪障碍等问题。美国国家酒精监测和研究所建议,老年人一周内饮酒最好不超过7杯,一天的某个场合不要超过3杯。与年轻人一样,酗酒和酒精依赖在老年男性中比女性更常见,滥用酒精的老年男性比女性多出了4倍。由于老年人对酒精和药物的耐受性下降。他们的身体不像年轻时那样高效率吸收食物和药物,由于体重和身体水分减少,新陈代谢减慢,肠胃系统吸收率降低,酒精和药物在体内停留的时间更长。因此,酒精、处方药和非处方药物对老年人的影响比年轻人大,特别是当它们被同时使用时。抑郁症常与酒精和药物滥用相伴随,酒精或药物使用会加重情绪和焦虑障碍。滥用处方药或非处方药或将药物与酒精结合使用可导致躯体功能和认知能力下降,包括记忆力和注意力的受损,以及更大的跌倒风险等。酒精和精神类药物同时服用会产生严重后果。例如,苯二氮䓬类药物与酒精混合可导致警觉性下降、判断力受损、呼吸衰竭、跌倒和事故。因此,如果社区老人如有这方面的问题,也应及时寻求帮助。

第二节　紧急状况的判定

一旦出现心理健康的紧急状况,老人的判断能力往往受到影响,需要由家人、知情者或者社区的工作人员来判断。根据家人或者提供服务的工作人员的

感受,我们可以将心理健康分为红、黄、绿三个等级,并进行评分,具体如图15。

0分最低,表示老人的情况丝毫不影响周围人或者照护者;10分最高,表示家庭照护者或者工作人员都不能忍受。

红灯:老人的行为问题很严重了,对他自己与旁人都有风险! 我们感觉没办法应对了,感觉"快崩溃了""受不了了"。

从8~10分中选一个分数,觉得应对不了的程度,10分最严重,8分是红灯状态下相对最轻的。

黄灯:老人的行为问题不能说很严重,也说不上对他的健康有风险。明显干扰了我们的生活,我们在努力解决,但感到很烦恼。

从3~7分选择表明黄灯下的严重程度,7分是快要到红灯那么糟糕了,3分是有烦恼,但基本上稍微获得一点支持,就可以了。4分、5分是中间状态。

绿灯:老人有少量问题,我有点烦恼,但还不严重,我安抚或者想想办法可以应对的。

从0~2分中选择,2分是快到黄灯状态,但自己还可以应对。0分是自己完全有把握应对,1分是中间状态。

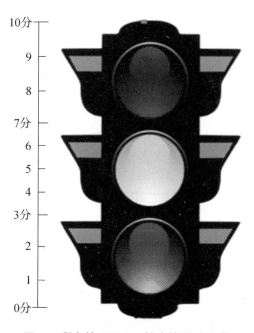

图15 紧急情况下心理健康的"红绿灯"

第三节　紧急状况的转诊人员设置及职责

紧急状况的转诊人员及职责见表18。

表18　紧急状况的转诊人员设置及职责

人员设置	资质	任务
紧急状况识别人员	照料者、社区工作者、社区医师	在日常生活中或社区随访过程中识别、发现精神科紧急状况,报告社区协调员
社区转诊协调员	社区志愿者或承担相应职责的社会组织	对接医院人员及精神专科医院协调员,进行信息登记及协调就诊
专科医院协调员	医院社工或门诊工作人员	简单识别症状、安排就诊
专科医院诊疗师	精神科医师	完成诊断任务,给予治疗方案

第四节　双向转诊流程图

社区老年人发生紧急情况时,在社区和(或)家庭与精神专科医院间,应建议双向转诊绿色通道。不仅能让老年人在紧急状态下及时得到专科诊治,在紧急状况诊治消除后,也要让老年人顺利转回社区和(或)家庭生活。双向转诊流程图如本书第二章第四节中的图1所示。

【案例故事】

王大爷今年65岁,在上海市精神卫生中心被确诊为阿尔茨海默病,目前居家照护,平时服用改善认知的药物进行治疗。2019年11月,王大爷因肺部感染,白天在社区医院行抗感染治疗,晚上回家休息。有一天王大爷突然出现了意识混乱,傍晚时分吵闹不休,称家里很多妖魔鬼怪,不肯睡觉,折腾到很晚才休息。第二天家人陪同他至社区医院,医师判断为"肺部感染+精神症状"。社区转诊协调员协调至精神专科就诊,检查发现王大爷的时间、地点、人物定向力较平日差,存在明显的幻视,认知障碍较前恶化,因王大爷近期躯体情况欠佳,存在明显的肺部感染、低钾血症、低蛋白血症,考虑处于"谵妄"状态,针对原发疾病给予积极抗感染、营养支持等躯体对症治疗,并给予小剂量的非典型抗精神病药物。一周后,王大爷的肺部感染好了很多,没有再出现意识模糊的状态,社区协调员联系社区医院,转诊回社区,继续随访观察。

参考文献

[1] 钟镝. 老年人精神障碍、痴呆的评价标准[J]. 日本医学介绍,2001(7): 320-321.

[2] Gerstein PS,唐敏,李德强,等. 谵妄、痴呆和遗忘[J]. 国际脑血管病杂志,2005,13(6): 471-479.

[3] 翁加俊,于文娟,李华芳. 药物治疗抗精神病药所致锥体外系反应的进展[J]. 中国临床药学杂志,2019(1): 73-76.

第十五章

各部门协同合作

第一节　各部门协同的必要性

老年人认知障碍的防治与康复内容涉及广泛,在社区与家庭的重点是促进自我健康管理、风险防控与慢性心身疾病控制,专科医院与专业服务主要处理急重症疾病、急性心理行为障碍,同时给予社区持续的专业指导与支持。

基于老年人的需求,以老年人为中心的服务,离不开这些部门的合作。家庭、社区服务与诊疗、专科诊疗与康复需要紧密配合,让老年人不仅可以安心居家,在有医疗风险或急性心身状况时也有对应的诊疗与服务。给老年人建立坚实的"家、养、医"三角支持系统(图16)。"家、养、医"三角支持系统,牵涉到多个部门。

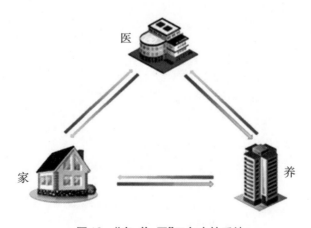

图16　"家、养、医"三角支持系统

在家的系统下,不仅有家庭的成员,有时还有上门服务的家政人员,或者居家支持的护理、社工甚至医护人员。

在养的系统下,在社区有健康小屋、老年服务中心、护理站、日间康复站、社区"小微"康复机构等,还有养老院、护理院甚至临终关怀机构。这些机构职责各有不同,老年人的需求、认知功能及心理状况不同,对应的服务与机构也不同。

在医的系统下,有社区医院和专科医院的区分。专科医院根据所涉及的部门,又分为康复医院、精神(心理)专科与综合专科医院等。

图17显示了以认知障碍防治为目标的心理关爱工作涉及的部门。基于"老年人为中心",各部门需要协同合作,各部门协作有必要关注协同、沟通的工作职责,设立相关岗位。

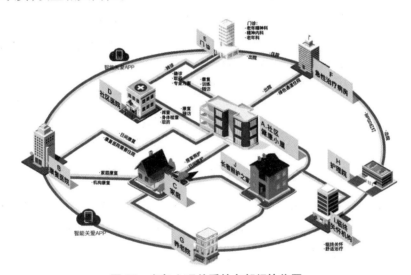

图17　老年心理关爱的多部门协作图

第二节　设立协同工作的岗位

"家、养、医"三大系统多个部门,在老年人认知功能或心理状况发生变化时,都需要及时发现、识别与转介。这是各部门设立协同岗位的基本职责。

在欧美、日本、澳大利亚等国家,这些岗位多数由社会工作者(社工)承担。

社工根据职责区分为医疗社工、社区社工、养老社工等多个不同的亚专科。

在我国,社工专业还在逐渐发展中,在社区、医院与养老机构都可以看到社工会参与相关活动,但整体还没有规范,很少担任在多部门转介的任务。

居于社区的老年人认知障碍与心理关爱协同工作,往往由"养老志愿者"或者"养老顾问"或者居委工作人员、楼组长等充当协调人。这具有一定的中国特色,奠定了社区服务的基础,但缺乏组织与管理,也未区分权责。

在养老机构,则多数由管理人员兼做各种沟通与转介。转介发生时通常在最紧急的情况下,调动自己的私人资源开展转介。由于管理人员不是老年人心理健康的服务者,对转介时需要提供的疾病情况、基础检查均不了解,早期识别与干预也很难开展。

医院有时会引进社工专业人员,医疗人员也尽可能用开展转介与沟通。但当前仍有局限。无论是医疗人员还是社工,工作范围都是本院诊疗范围内的门诊或者住院患者,没有职责要开展识别、沟通与转介服务。

因此,在居家支持、养老服务机构、医疗分别设立相应的岗位或者在已存在的岗位上建立协同的工作职责,是老年认知障碍防控的重要环节。

第三节　协同工作人员职责

"家、养、医"的老年认知障碍防治的协同人员,可以称为"社区工作人员",他们的职责主要是支持"教育、识别、干预、转介"的服务。职责如下:

（1）需要了解老年人焦虑、抑郁、记忆障碍等基础知识,能协同专业人员开展个体或者群体的科普教育工作。

（2）协助做好早期识别与干预认知障碍,掌握基础的筛查与评估工具。

（3）学习必要的心理支持与干预技术。

（4）能够组织、协调开展老年人活动。

（5）支持或指导家庭、志愿者、楼组长的筛查或家庭支持活动。

（6）与其他部门沟通,及时转介与接受转介。准备转介资料。

（7）学习智能辅助设备,开展"教育、识别、干预、转介"服务。

参考文献

［1］李霞. 帮我记住这世界——临床医生写给认知症家庭的32个小故事［M］. 上海：上海科技教育出版社,2018.

［2］Maki Y, Sakurai T, Okochi J, et al. Rehabilitation to live better with dementia［J］. Geriatr Gerontol Int. 2018 Nov, 18(11):1529–1536.

［3］Abendstern M, Reilly S, Hughes J, et al. Levels of integration and specialisation within professional community teams for people with dementia［J］. Int J Geriatr Psychiatry. 2006 Jan, 21(1): 77–85.

第十六章

社区专业人员培训

第一节　培训目的

为保证在社区顺利开展老年神经认知障碍诊断与干预,规范诊断与干预的工作,确保社区资源合理利用,保障老人权益,并进一步提高社区工作人员在神经认知障碍的识别、诊断与干预能力,需在社区开展认知障碍评估、诊断与干预前进行培训。

第二节　培训对象

根据上海市在社区开展老年神经认知障碍的防治工作的经验,建议拟开展该工作的社区提前做好任务分配,安排社区负责人、各工作任务执行人,人员设置及职责可参考以下方案实施。

(1) 社区负责人:进行社区筛查、诊断与干预的工作总负责,可由社区工作人员、区精神卫生中心的医师或社区医师担任。

(2) 筛查协调员:了解当日参加体检或者到指定筛查点的老年人的人数,做好基础信息登记,负责现场秩序维护和老年人的问题答疑,安排协调参加项目的调查员。收集、整理、保管健康信息收集与评估的资料,回复老年人的咨询,并反馈老年人的检查报告。整理好的健康资料表格转交给社区医师,可由社区工作人员、社工、志愿者或社会组织成员担任。

（3）调查员：负责健康调查评估报告表除封面以外部分的填写，包括指导老年人完成知情者问卷、简易智力状态评估量表或其他自评量表。由经过培训的志愿者、社工、护士等担任。

（4）评估员：负责认知评估。由接受简明精神状态评估表和蒙特利尔认知评估等评估工具培训并取得相应资质的人员（如护士、社工或医师）等担任。

（5）社区医师：依据体检、评估结果与健康信息内容，并核实补充相关信息，做出焦虑状态、抑郁状态、认知障碍可能、睡眠障碍或相应风险的初步诊断，并做出转诊或随访的决定。针对经过核实的社会心理危险因素做出非药物干预建议。

（6）社区医师助手：也可由协调员，或与协调员合作，经社区医师初步诊断有疾病或者有风险的人员，有进一步确诊意愿的，由社区医师助手联系专科医院医师。对于无转诊意愿的人群，落实非药物干预建议。

（7）社区干预及科普人员：负责社区干预及科普教育，由志愿者、社区工作人员、社会组织成员、社区医师、精神科医师等工作人员（兼职）担任。

第三节　培训内容

培训内容包括以下几个方面，不同的职责接受不同的培训内容。

（1）老年人认知障碍防治总体方案：理解老龄化背景与社区老年人认知障碍防治目标，了解全国及本地特色。

（2）老年人身心健康知识：老年人常见的生理及心理特点；老年人常见心理健康问题及流行病学特征；正常老年人记忆减退与认知障碍的区分，老年期抑郁、焦虑、认知障碍的识别、干预、康复。

（3）评估工具的培训：包括简易智力状态评估量表、简明精神状态评估表和蒙特利尔认知评估等培训。

（4）认知障碍风险因素：针对老年人抑郁、焦虑、认知障碍相关的风险因素，开展量表评估方法及一致性培训，基于问卷的诊断及风险因素判断。

（5）信息收集与管理：包括一般信息填写、量表数据录入和（或）简单的统计分析。

（6）认知障碍在社区可采用的干预方法：包括综合健康干预、心理干预、运动音乐干预、中药干预等，工作人员依据自己的职业背景，学习不同的干预方法。

（7）现场组织、调查技巧、工作质量控制。

根据参加培训人员承担的具体工作，具体培训内容各有不同，详见表19。

表19　社区专业人员培训内容

培训内容 / 培训对象	总体方案	老年人身心健康知识	问卷调查和筛查评估	基于问卷的风险识别	识别与诊断干预	紧急事件评估与转诊
负责人	掌握	熟悉	熟悉	熟悉	熟悉	熟悉
筛查协调员	熟悉	了解	了解	了解	了解	熟悉
调查员	了解	了解	掌握	熟悉	了解	了解
评估员	了解	了解	掌握	熟悉	熟悉	熟悉
社区医师	熟悉	熟悉	熟悉	熟悉	掌握	掌握
社区医师助手	了解	了解	了解	熟悉	熟悉	熟悉
干预科普人员	了解	了解	了解	了解	了解	了解

第四节　培训方式

培训包括理论部分及操作部分。理论知识部分采用集中授课和多媒体教学现场演示等方法进行，根据人员任务导向进行相关课程安排。现场操作部分，以社区工作小组分团队进行，主要掌握工作流程。通过培训以期全面提高社区工作人员理论与实际操作能力。

第五节　培训组织与安排

可统筹安排，根据地理位置和社区数划分区域，各区域负责人掌握了所有相关工作技能后,进行各项授课准备,需拟定培训地点以满足授课和实践教学的需要、联络项目具体执行人按时上课。当地老年精神科、神经内科、老年科可以负责组成专家团队作为师资进行各项内容授课。

培训班应尽量以小班形式分片区举办,避免因参与人数过多而影响培训效果。

参考文献

［1］Price T, Caplan B. Cognitive Screening［M］. Berlin: Springer International Publishing, 2017.

［2］Waugh A, Brown M, Banks P, et al. Achieving better services for people with dementia and carers in acute hospital and community setting: The Dementia Champions Programme Three Years on［R］. Brussels: Alzheimer Europe Conference, 2014.

［3］Templeton VH. Dementia care: an outpatient, community-based, multi-disciplinary approach［J］. North Carolina Medical Journal, 2005, 66（1）: 64-66.

［4］Forbes K. A Multi-Disciplinary Approach to Diagnosis and Assessment in Early-Onset Dementia［J］. Cortex, 2005, 41（1）: 90-95.

［5］Borson S, Sehgal M, Chodosh J. Reply to: MoCA Test Mandatory Training and Certification: What Is the Purpose?［J］. Journal of the American Geriatrics Society, 2019, 68（2）: 445-446.

［6］Trivedi, Daksha. Cochrane Review Summary: Mini-Mental State Examination（MMSE）for the detection of dementia in clinically unevaluated people aged 65 and over in community and primary care populations［J］. Primary Health Care Research & Development, 2017, 18（6）: 527-528.

［7］Patnode CD, Perdue LA, Rossom RC, et al. Screening for Cognitive Impairment in Older Adults: Updated Evidence Report and Systematic Review for the US Preventive Services Task Force［J］. JAMA, 2020, 323: 764-785.

［8］Harada K, Lee S, Shimada H, et al. Distance to screening site and older adults' participation in cognitive impairment screening［J］. Geriatr Gerontol Int, 2018, 18: 146-153.

附 录

附表1 老年认知障碍医疗与服务机构表格

1	_____省_____市_____区
2	医疗机构名称(全称)：_____
3	医院级别：1.一级 2.二级 3.三级 | 医院等次：1.甲 2.乙 3.丙
4	是否可提供认知障碍诊断及治疗：1.是 2.否
5	提供认知障碍诊断及治疗的门诊/科室名称：_____
6	是否可提供抑郁状态、焦虑状态等心理问题诊断及治疗：1.是 2.否
7	提供心理疾病诊断及治疗的门诊/科室名称：_____
8	是否可提供认知障碍的非药物干预或专业照护服务：1.是 2.否
9	提供认知障碍非药物干预或专业照护的为老服务机构名称：_____
10	为老服务机构与医疗机构是否紧密关联：1.是 2.否 3.不紧密

附表2　社区认知障碍诊疗与服务能力调查表

所在地区:＿＿＿＿省(市、区)＿＿＿＿市＿＿＿＿县/区＿＿＿＿乡镇/街道

负责该项工作机构名称:＿＿＿＿＿＿＿＿＿＿

1	人口特征	辖区内社区(村)总数:＿＿＿个	
2		常住人口数:	
3		≧65岁老年人口数:	
4	项目覆盖情况	纳入项目社区(村)数:＿＿＿个	
5		纳入项目社区(村)≧65岁老年人口数:	
6	社会支持与专业服务	辖区内是否有老年大学?	1. 是　　2. 否
7		辖区内是否有老年活动中心?	1. 是　　2. 否
8		辖区内是否提供认知障碍服务专区?(如记忆家、认知障碍日间照护等)	1. 是　　2. 否
9		辖区内是否有认知障碍照护床位?	1. 是　　2. 否
10		辖区内是否有社工或志愿者组织开展老年心理关爱活动?	1. 是　　2. 否
11	基层医疗卫生服务机构能力	工作人员是否接受过下列知识与技能培训?	1. 老龄健康 2. 心理健康 3. 以上均有 4. 以上均无
12		在基本公共卫生服务老年人免费健康体检中是否开展了如下内容?	1. 认知障碍筛查 2. 情绪状态筛查 3. 以上均有 4. 以上均无
13		是否开设记忆门诊?	1. 是　　2. 否
14		是否开设心理咨询门诊?	1. 是　　2. 否
15		是否承担过老年认知与心理健康方面的项目工作?	1. 是　　2. 否
16		过去12个月内是否开展过心理健康宣教或服务活动?	1. 是　　2. 否

附表3 医疗或为老服务人员能力调查表

所在单位(请写明所在省市):	
1. 性别	1. 男 2. 女
2. 出生年份	_____年
3. 学历	1. 大专及以下 2.大专 3. 本科 4. 研究生(硕士及以上)
4. 职称	1. 初级 2. 中级 3. 高级 4. 未定级
5. 岗位类型	1.行政管理人员 2.社区临床医师 3.公卫人员 4. 心理学专业人员 5.护士 6.康复师 7. 社工 8. 志愿者 9. 专科医师 10. 其他
6. 是否有心理学专业背景(指国家承认的专业学历/学位)	1.是 2. 否
7. 从事为老服务或认知障碍相关工作的年限	_____年
8. 以往是否接受过专业的老年认知障碍或者为老服务培训?	1.是 2. 否
9. 有人说"老了糊涂些是正常现象",您同意吗?	1.是 2. 否
10. 您认为正常的衰老会造成老年人的记忆力减退、生活能力下降吗?	1.会 2. 不会
11. 有位老年人记忆力与2~3年前相比变差了,丢三拉四,常找不到东西。但总体生活还没什么影响。您支持他去找医师看看吗?	1. 支持 2.过一段时间再说,毕竟生活没影响
12. 一位很能干的家庭主妇,最近1年来做菜时常忘记放盐,或者放2遍盐。有几次煮汤,水都蒸干了还没察觉。您的看法是	1. 她应该去看看医师 2. 年龄大了,都会这样子的
13. 记忆障碍是痴呆中晚期出现的典型症状。	1.是 2. 否
14. 假设您家人患了痴呆,您能坦然面对吗?	1. 可以坦然面对 2. 多少有顾虑的,说出去总归不好听

（续表）

15. 您认为目前是否有必要在社区层面为老年人提供老年人认知障碍的教育和服务?	1. 有必要　2. 没必要
16. 您认为目前在社区层面是否有能力为老年人提供脑健康或心理健康服务?	1. 有　2. 没有
17. 您认为社区应主要在哪方面提升老年人心理健康服务能力?	1. 增加心理专业人员　2. 在职人员培训　3. 政府购买服务　4. 加强社工/志愿者力量　5. 以上都需要

附表4　基本信息问卷

A1 您当前的婚姻状况是?	1. 未婚 2. 已婚 3. 离异 4. 分居 5. 丧偶
A2 您对您的夫妻关系感到满意吗?	1. 非常不满意 2. 不太满意 3. 一般 4. 比较满意 5. 非常满意
A3 您有几个孩子?	1. 无子女 2. 有:儿子_____女儿_____
A4 您对子女的关系满意吗?	1. 非常不满意 2. 不太满意 3. 一般 4. 比较满意 5. 非常满意
A5 您的居住状态是	1. 独居 2. 与配偶同住 3. 与子女同住 4. 与配偶、子女同住

（续表）

B1 您有哪些爱好或者娱乐活动？	1. 无 2. 棋牌 3. 绘画和书法 4. 唱歌、跳舞 5. 旅游 6. 看电视 7. 书报 8. 上网 9. 种花 10. 养宠物 11. 其他
B2 您经常使用手机吗？	1. 是 2. 否
B3 您使用手机主要是做什么？	1. 微信聊天 2. 看电视剧、电影 3. 新闻 4. 游戏
C1 您经常和朋友一起聊天或活动吗？	1. 是 2. 否
C2 您和朋友相处的好吗？	1. 非常不好 2. 不太好 3. 一般 4. 比较好 5. 非常好
C3 您经常和邻居一起聊天或活动吗？	1. 是 2. 否
C4 您和邻居相处的好吗？	1. 非常不好 2. 不太好 3. 一般 4. 比较好 5. 非常好
C5 您经常参加一些社区组织的集体活动吗？	1. 是 2. 否

C6 您在遇到困难时容易获得帮助吗？比如说疾病、经济困难等	1. 非常不容易 2. 不太容易 3. 一般 4. 比较容易 5. 非常容易
D1 您经常参加体育锻炼吗?	1. 是 2. 否
D2 您参加的体育锻炼有哪些?	1. 羽毛球 2. 乒乓球 3. 跑步 4. 健身房健身 5. 快走 6. 慢走 7. 广场舞 8. 小区健身器材锻炼 9. 其他
D3 您进行运动锻炼的频率是?	1. ≤2次/周 2. ≥3次/周
E1 您认为当前面临的令你担忧烦恼的事情是什么?	1. 我没有什么烦恼 2. 夫妻关系问题 3. 子女关系问题 4. 邻里关系问题 5. 朋友关系问题 6. 疾病 7. 经济问题 8. 养老问题 9. 感觉孤独 10. 其他
E2 您生活上有什么变故吗?	1. 没有 2. 退休 3. 搬迁 4. 亲人朋友去世 5. 其他

（续表）

F1躯体疾病	1. 高血压 2. 糖尿病 3. 心脏病 4. 肿瘤 5. 脑梗塞 6. 脑出血 7. 其他
F2这些疾病给您心理上造成困扰吗？	1. 是 2. 否
H1您觉得你存在以下心理问题吗？	1. 焦虑 2. 抑郁 3. 睡眠不好 4. 记忆力不好 5. 其他
H2您希望获得心理健康知识吗？	1. 是 2. 否
H3您希望获得心理健康服务吗？	1. 是 2. 否
H4您希望从哪里获得心理健康服务？	1. 科普宣传 2. 自己查找 3. 社区医院 4. 精神心理专科医院 5. 综合医院 6. 其他
H5总的来说您对自己的心理状况感到满意吗？	1. 非常不满意 2. 不太满意 3. 一般 4. 比较满意 5. 非常满意

附表5 广泛性焦虑量表(GAD-7)

指导语:"下面的问题是关于您最近两周来的亲身感受、情绪或者经历,请您尽可能如实回答,所有信息我们都会为您保密。"

0=没有,指最近两周从未有过这样的感受或经历;1=有几天,指的是最近两周有过这样的感受或经历;2=一半天数,指的是最近两周有过这样的感受或经历的时间至少7天但是不超过10天;3=几乎每天,指的是最近两周有过这样的感受或经历的总时间多于10天。总分为7个条目相加。

序号	条目	没有	有几天	一半天数	几乎每天
1	在最近两周里,您是否感觉紧张,焦虑或急切?	0	1	2	3
2	在最近两周里,您是否不能够停止或控制担忧?	0	1	2	3
3	在最近两周里,您是否对各种各样的事情担忧过多?	0	1	2	3
4	在最近两周里,您是否很难放松下来?	0	1	2	3
5	在最近两周里,您是否由于不安而无法静坐?	0	1	2	3
6	在最近两周里,您是否变得容易烦恼或急躁?	0	1	2	3
7	在最近两周里,您是否感到似乎将有可怕的事情发生而害怕?	0	1	2	3
总分					

附表6　老年抑郁量表(GDS-15)

	指导语:请您选择最切合您一周来的感受的答案。		
1	您对生活基本上满意吗?	是	否
2	您是否放弃了许多活动和兴趣爱好?	是	否
3	您是否觉得生活空虚?	是	否
4	您是否常感到厌倦?	是	否
5	您是否大部分时间感觉精神好?	是	否
6	您是否害怕会有不幸的事落到你头上?	是	否
7	您是否大部分时间感到快乐?	是	否
8	您是否常感有无助的感觉?	是	否
9	您是否愿意呆在家里而不愿去做些新鲜事?	是	否
10	您是否觉得记忆力比大多数人差?	是	否
11	您是否认为现在活着很惬意?	是	否
12	您是否觉得像现在这样活着毫无意义?	是	否
13	您是否觉得您的处境没有帮助?	是	否
14	您是否觉得大多数人处境比你好?	是	否
15	您集中精力有困难吗?	是	否
	合计		

附表7　睡眠问题

序号	条目	是	否
1	在过去一个月您觉得您的睡眠足够吗？够回答"是"不够"否"。平均几个小时		
2	您睡觉的时候容易醒吗？(醒来之后超过20分钟睡不着)		
3	再过去一个月里您使用过安眠药来帮助您睡眠吗？		
4	您是否经常上床之后睡不着？(入睡困难超过30分钟)		
5	您是否有晚上睡了而白天仍然想打瞌睡？		

附表8　简易智力状态评估量表(Mini-Cog)

第一步：三个词语记忆

三个词语记忆指导语："请您仔细听清楚，我等一会儿会说出三个词语，等我说完三个词语后请马上重复出来，说给我听，然后尽量背出来，不需要按照顺序"。在下列6组词语当中选择一组，如果被试者重复失败三次，则进入画钟测试。

第一组	第二组	第三组	第四组	第五组	第六组
香蕉	领袖	村庄	河流	船长	女儿
朝阳	季节	厨房	国家	花园	天堂
椅子	桌子	婴儿	手指	照片	高山

第二步：画钟测验

画钟测验指导语："接下来我要请您画一个时钟，首要把时钟上该有的数字全部写出来，然后时钟的指针指向十一点十分"。

画钟测验:

第三步:三个词语回忆

三个词语回忆指导语:"请您把刚刚我要您背下来的三个词语背给我听听,不需要按照顺序。"

词语组号:＿＿＿＿＿　　　被试者答案:＿＿＿＿＿

评分:

	得分	说明
词语回忆 (0~3分)		不需要提示就能自动回忆起一个词语得1分,回忆起两个的2分,回忆起三个计3分。
画钟测验 (0分或者2分)		画钟测验完全正确得2分。完全正确的时钟必须画上所有数字,顺序正确,而且数字的位置大概正确(例如 12、3、6、9 必须在上、下、左、右四个方位),数字不能漏掉也不能重复。指针必须指向11和2(11点10分)。 指针的长度不列入评分。出现上述一种错误或者拒绝测试计 0 分。
总分 (0~5分)		总分=词语回忆得分+画钟测验得分

附表9　简明精神状态评估量表(MMSE)

指导语:现在我要问您一些问题,多数都很简单,请您认真回答。

评价项目	正确	错误	得分
1. 请您告诉我:			
现在是哪一年?	1	0	□
现在是什么季节?	1	0	□
现在是几月份?	1	0	□
今天是几号?	1	0	□
今天是星期几?	1	0	□
这是什么城市(城市名)?	1	0	□
这是什么区(城区名、县)?	1	0	□
这是什么街道(乡、镇)?	1	0	□
这是第几层楼?	1	0	□
这是什么地方?	1	0	□
2. 现在我告诉您三种东西的名称,我说完后您重复一遍记住,过一会儿还要问您。"皮球""国旗""树木"。请您重复(仔细说清楚,每样东西用一秒钟,如果患者不能完全说出,可以重复,最多六遍,但只能记录第一遍得分)。			
皮球	1	0	□
国旗	1	0	□
树木	1	0	□
3. 现在请您算一算,从100中减去7,所得的数再减7,一直算下去,将每减一个7后的答案告诉我,直到我说"停"为止(每一个正确答案1分,如果上一个错了,如100-7=90,下一个对,如90-7=83,第二个仍给分)。			
100-7=93	1	0	□
93-7=86	1	0	□

（续表）

评价项目	正确	错误	得分
86-7=79	1	0	☐
79-7=72	1	0	☐
72-7=65	1	0	☐
4. 现在请您说出刚才我让您记住的是哪三种东西？			
皮球	1	0	☐
国旗	1	0	☐
树木	1	0	☐
5.（检查者出示手表）请问这是什么？	1	0	☐
（检查者出示铅笔）请问这是什么？	1	0	☐
6. 请您跟我说"大家齐心协力拉紧绳"	1	0	☐
7. "请您闭上眼睛"请您念一念这句话，并按这句话的意思去做。	1	0	☐
8. 我给你一张纸，请您按照我说的去做："用右手拿着这张纸，双手把它对折起来，放在您的腿上。"			
右手拿纸	1	0	☐
双手对折	1	0	☐
放腿上	1	0	☐
9. 请您写一个完整的句子（由患者自己写，必须有主语、谓语，有一定的内容。语法、标点、拼写错误可以忽略）	1	0	☐
10. 请您照着这个样子把它划下来（必须划出10个角，两个五边形交叉，交叉图形呈四边形方能得分，线条不平划可以忽略） 	1	0	☐
总分			☐☐

附表10　蒙特利尔认知评估量表(MoCA)

Montreal Cognitive Assessment (MoCA) Beijing Version
蒙特利尔认知评估北京版

出生日期：
教育水平：　　　　　　姓名：
性　别：　　　　　　检查日期：

视空间与执行功能		复制立方体	画钟表 (11点过10分) (3分)	/5

戊 结束　甲
⑤　乙　②
①开始　丁　④　③　丙

[ ]　　　　[ ]　　　　轮廓　　数字　　指针

命名				/3

[ ]　　　　　[ ]　　　　　[ ]

记忆	读出下列词语,而后由患者重复上述过程重复2次 5分钟后回忆		面孔	天鹅绒	教堂	菊花	红色	不计分
		第一次						
		第二次						

注意	读出下列数字,请患者重复 (每秒1个)	顺背 [ ] 21854 倒背 [ ] 742	/2

读出下列数字,每当数字1出现时,患者必须用手敲打一下桌面,错误数大于或等于2个不给分
[ ] 52139411806215194511141905112　　/1

100连续减7	[ ] 93　　[ ] 86　　[ ] 79　　[ ] 72　　[ ] 65	/3

4-5个正确给3分,2-3个正确给2分,1个正确给1分,全都错误为0分

语言	重复: 我只知道今天张亮是来帮过忙的人 [ ] 狗在房间的时候,猫总是躲在沙发下面 [ ]	/2
	流畅性: 在1分钟内尽可多的说出动物的名字 [ ] ＿＿＿ (N≥11 名称)	/1

抽象	词语相似性:如香蕉-桔子=水果　　[ ] 火车-自行车　[ ] 手表-尺子	/2

延迟回忆	回忆时不能提示	面孔 [ ]	天鹅绒 [ ]	教堂 [ ]	菊花 [ ]	红色 [ ]	仅根据非提示回忆计分	/5
选项	分类提示							
	多选提示							

定向	[ ] 日期　[ ] 月份　[ ] 年代　[ ] 星期几　[ ] 地点　[ ] 城市	/6

© Z.Nasreddine MD　Version November 7, 2004
Beijing version 26 August, 2006 translated by Wei Wang & Hengge Xie
www.mocatest.org

总分	/30